For Therapist
공중보건학

– 환경보건

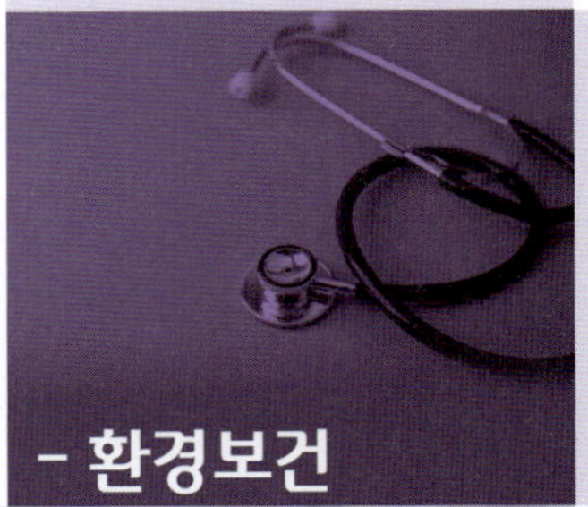

문성기 · 김양래 · 김정란 · 김진아 · 박주영 · 안연준 · 유성훈
유진호 · 이동률 · 이문영 · 이상설 · 이상호 · 이선명 · 이선하
이춘엽 · 이형수 · 장 철 · 정재훈 · 조기훈 · 차영주 공저

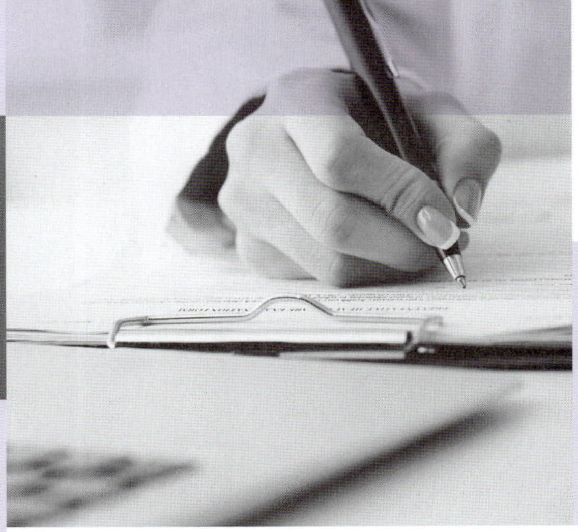

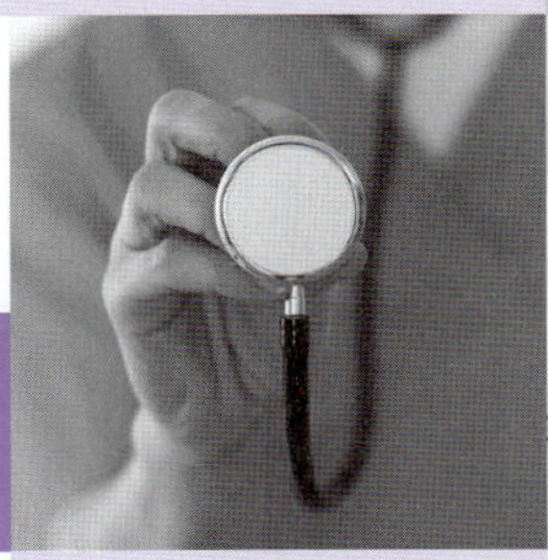

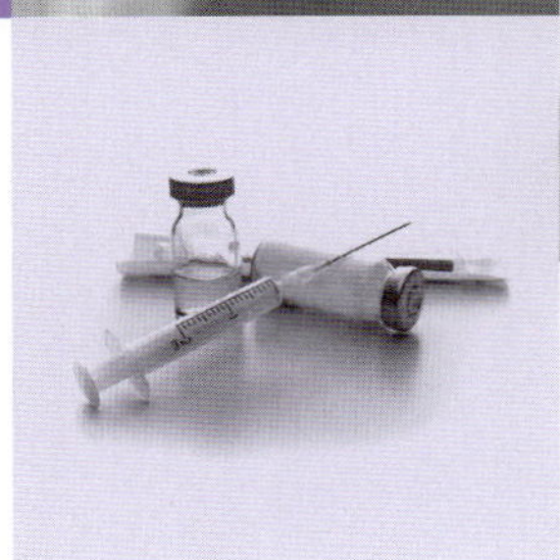

Public Health

정문각 JMK

머리말

매년 공중보건학이라는 과목을 가르치면서 안타까운 점이 있었습니다. 보건계열, 특히 치료계열에서 국가고시를 위해 공중보건학을 가르치지만 저자인 저희들부터 공중보건에 대한 전문성이 부족하다는 점이었습니다. 이와 더불어 치료사를 위한 전문서적이 거의 없다는 점도 아쉬웠습니다. 일반적으로 공중보건 전반에 대한 내용을 다룬 서적을 선정하여 전문성 없이 가르친다는 것이 못내 아쉬웠습니다. 그럼에도 불구하고 전문성 없이 공중보건학 교재를 저술한다는 것은 쉽지 않은 결정이었습니다. 그러나 본 저자들을 통해 배우는 학생들이 보다 쉽고 명확하게 공중보건학을 공부했으면 하는 바람을 기꺼이 책에 담아내기로 하였습니다. 그러므로 저서의 내용이 미약하고 기대에 미치지 못하더라도 너그러이 이해해주시기를 부탁드립니다.

본 서적은 가르치는 사람보다 배우는 학생을 중심으로 저술하였습니다.

첫째, 작업치료사와 물리치료사의 국가고시 시험 요목을 중심으로 저술하여 무엇보다도 국가고시 시험을 준비하는 데 목적을 두었습니다.

둘째, 저서 내용 중에 들어간 모든 수치와 자료는 통계청과 백서 등을 통해 최근의 자료로 실었습니다.

셋째, 한자로 된 단어는 가급적 우리말로 전환하였고, 어려운 단어들은 해설을 각주 형식으로 첨부하였습니다.

넷째, 각 장에 내용과 관련한 시사뉴스를 넣어 학습이 책에서 멈추는 것이 아니라 실생활과 관련이 있음을 상기시켰습니다.

이 교재에서는 모든 자료를 최신의 자료로 싣고자 노력하였습니다. 또한 코로나19 팬데믹으로 인해 바뀌게 된 여러 상황과 법규도 최신의 것으로 반영하였습니다. 특히 코로나19로 인해 공중보건학의 중요도가 더욱 높아진 만큼 꼼꼼히 작성하였습니다.

앞서 말씀드렸다시피 이 교재는 부족한 부분이 많습니다. 다만 공중보건학을 가르치는 교수자로서 조금 더 학생들에게 다가고자 하는 마음을 기꺼이 담았다고 말하고 싶습니다. 모쪼록 많은 학생들이 이 책을 통해 공중보건학을 잘 배우고, 국가고시에도 많은 도움을 받기 바랍니다.

2021년 7월

저자 일동

차례

제 3 절 식품위생 · 374

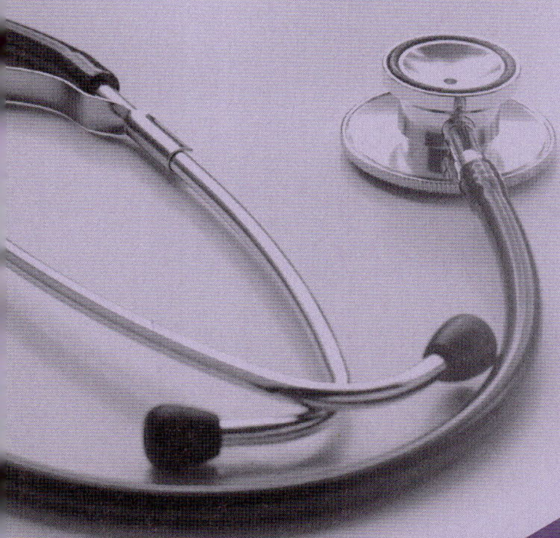

제 7 장

환경보건

제1절 환경위생

제2절 환경보전

제3절 식품위생

제 1 절 환경위생

01 환경위생의 의의

[1] 환경위생의 개념

위생학의 한 분야로서 환경위생은 질병예방과 건강유지를 위해 환경오염으로부터 자신 주위의 생활환경을 보전하고 개선하는 것으로부터 출발한다. 환경오염이란, 인위적인 원인으로 공기, 물, 토양 등이 오염되어 일반 공중 또는 지역사회 전주민의 건강, 재산, 경제적 피해와 자연환경의 악화를 초래하는 생활방해(공해, 사해–공적인, 사적인 방해)를 의미한다. 근래의 환경위생학은 위생학의 틀을 넘어 건강을 주제로 하여 인간–환경 간의 조화를 목적으로 하는 활동, 기술 및 과학을 포함하며, 이러한 것들을 체계화한 학문 분야이다. 거의 같은 의미로 환경보건학이라는 학문은 주 대상이 인간의 건강 유지 · 증진에 있다.

세계보건기구(WHO)가 내린 환경위생의 정의에 따르면 환경위생이란 인간의 신체 발육, 건강 및 생존에 유해한 영향을 미치거나 미칠 가능성이 있는 인간의 물리적 생활환경에 있어서의 모든 요소를 통제하는 것이다(Environmental sanitation means the control of all those factors in man's physical environment which exercise or may exercise a deleterious effect on his physical development, health and survival). 이러한 환경위생의 역사는 인간의 생활역사와 함께 시작되었다고 보아야 할 것이다. 우리의 건강과 문화적인 생활을 확보하기 위하여 건강에 영향을 미치는 환경의 여러 요소(environmental elements)를 조절하여 자연환경을 보전하고 생활환경에 적합하도록 해야 한다.

[2] 환경위생의 역사

인류의 시작과 함께 환경에 대한 인간의 노력은 시작되었다. 그리스 시대의 위대한 의사인 히포크라테스는 그의 저서 히포크라테스 전서(Corpus Hippocraticum)에서 나쁜 공기를 miasma(장기)라고 하여 모든 질병의 원인이라고 하였다. 이는 질병과 환경적 요인과의 관계를 언급한 최초의 저서이다.

로마 시대의 J. Caeser(B.C. 102~44)는 급수와 배수시설에 지대한 관심을 가졌으며, M. T. Valo(B.C. 117~26)는 주택위생과 환기에, 또한 P. Vitolvius(B.C. 106~43)는 건축위생에 관심을 가지고 노력하였다. 히포크라테스와 견줄만한 인물인 Galenus(A.D. 130~200)는 건강의 필수조건으로 걱정과 번뇌가 없어야 하며, 경제적으로 독립을 주장하였고 최초로 Hygiene이라는 말을 사용하였다.

인류 역사에 있어서 중세만큼 많은 감염병이 발생한 적도 없었다. 특히 중세에 발생한 페스트는 전 유럽을 공포의 도가니로 몰아넣었다. 그러나 이러한 감염병의 만연은 인류에게 새로운 대비책을 마련하도록 하였다. 즉 검역과 격리 그리고 보건(위생)행정이라는 새로운 제도의 필요성이 대두되었다.

아랍의 Abikenna(980~1036)는 질병의 예방법을 기록한 의학정전을 편찬하여 위생사상의 보급에 지대한 노력을 하였다. 또한 Friedrich 2세는 불결물 제거법, 급수, 식품경찰, 시가청소법, 건축위생법 등을 제정하였고, 한센병 환자를 격리 수용시켰다.

이탈리아의 B. Ramazzini(1633~1714)는 산업보건의 선구자이며, Paracelsus(1493~1541)는 광산병에 대한 연구로 산업의학의 출발점을 제시하였다. 영국의 J. Lister(1872~1912)는 석탄산 살균법, 소독수술에 성공하였고, 또한 기계, 기구, 의복의 고온멸균법을 개발하여 보고하였다.

E. Chadwick(1800~1875)은 위생학자로 산업혁명 이후 기계 및 작업에 의한 외상, 유독물질에의 노출 등 인간에 대한 새로운 위험요인으로 환경문제가 대두됨에 따라 '대영제국 근로자들의 보건상태에 관한 조사 보고서'를 발표하여 공중보건사업의 조직화를 위해 헌신적인 노력을 기울였다. 또한 그는 구빈법 개혁, 근로자 건강, 묘지위생 등에 대해 관심을 기울여 공중보건의 기틀을 마련하였다.

뮌헨대학의 생화학 교수인 M. V. Pettenkofer(1818~1901)는 최초로 위생학교실(1866년)을 개설하였고, 이로 인하여 생활환경 중 자연적 환경, 특히 이화학적 환경이 인체에 미치는 영향을 과학적으로 규명하고자 노력하는 등 위생문제를 체계적으로 연구하여 환경보건학을 과학적 토대 위에 올려놓았다. R. Koch(1843~1910)는 건열멸균법, 고압증기멸균법, 저온소독법을 개발하였고, 1881년에는 승홍수($HgCl_2$) 소독법 등을 발표하여 명성을 얻었다.

Massachusetts 공과대학의 교수인 Sedwick은 위생공학, 산업보건학, 보건통계 등 10여개 종류의 연구실을 설립하였고, 이를 시작으로 1913년에는 Massachusetts 공과대학과 Harvard 대학이 공동으로 세계 최초의 공중보건대학원을 설립하였으며, 1922년에는 이 대학원이 Harvard 보건대학원으로 개칭되었다.

A. Grotjahn은 M. V. Pettenkofer의 실험위생학을 비판하고 사회위생학, 사회병리학, 사회치료학을 체계화하여 '사회위생학 사전(1912년)'을 출간하였다.

경제협력개발기구인 OECD는 환경문제가 사회문제화되자 1970년 환경위원회를 설치하여 가맹국의 건전한 경제발전을 위해 환경문제를 검토하게 되었고 오염자 부담의 원칙(polluters pay principle; PPP)을 채택하기에 이르렀다.

1972년 Roma Club은 '성장의 한계'라는 보고서에서 인구의 증가, 공업화, 환경오염, 식량생산 및 천연자원의 소비가 현 상태로 진행된다면 조만간 성장은 정지되고 인류는 멸망할 것이라고 경고하였다. 같은 해 스톡홀름에서는 제1차 UN 인간환경회의가 개최되어 인간환경선언을 하였다. '지구는 하나뿐(Only One Earth)'이라는 인식을 가지고 공해문제의 심화에 대한 전 인류의 경각심을 일으키고 공해문제를 해결하기 위해 국제협력이 필요하다는 것이 이 회의의 중요한 과제가 되었다. 그 이듬해인 1973년 UN 산하에 유엔환경 계획기구(United Nations Environment Planning; UNEP)가 만들어졌다. UNEP의 주된 임무는 UN 내 기존의 WHO(세계보건기구), FAO(식량농업기구), WMO(세계기상기구) 등이 행하고 있는 환경관계 활동을 일원적으로 조정하고, 이들 기구가 착수하지 않은 문제에 발안권(initiative)을 주어 환경 분야에서의 국제협력을 촉진하는 것이다.

1982년 케냐의 나이로비에서 UNEP의 10주년 특별회의를 열고 '세계자연헌장(World Charter For Nature)'이 채택되었고, 1983년 환경과 개발에 관한 세계위원회(World Commission on Environment and Development; WCED)가 구성되었다. 1992년 리오데자네이루에서 환경정상회담(earth summit)이 개최되어 리오환경선언(Rio Declaration: 기후변화협약, 생물다양성협약)이 채택되었다.

또한 몬트리올 의정서에서 오존층의 파괴물질인 염화불화타나소(CFC)의 생산과 사용을 규제하였고, 교토의정서를 통해 온실가스에 의한 지구온난화를 막기위한 협약을 체결하였다.

우리나라의 역사는 고대기에 있어서 우리나라는 생존과 건강문제 등에 관해서 주술사에 의존하는 미신적 사상이 지배적이었을 것으로 믿어지며, 삼국시대 중반기 이후 중국의 영향을 받아 의박사, 채약사, 약사주등의 제도가 있었고, 불교의 발달에 의해 승의들이 배출되었으며, 고려시대(918~1170)에도 신라시대의 제도들이 계승되었다.

이조시대(1392~1910)에는 고려문화가 계승되었으며, 태종(1392) 때에는 서민의 의료를 위한 혜민국이나 빈민을 위한 대비원(大悲院)이 계승되었으며, 대민업무를 관장할 제생원(濟生院)과 의녀(醫女)제도를 두기도 했다.

근세조선에 와서는 예조판서 산하에 의약을 다루는 전형사(典亨司)와 왕실의료를 다루는 내의원이 설치되었으며, 의료행정 및 의과고시를 담당하는 혜민서와 감염병을 담당하는 활인서 등이 있었다. 고종 31년(1894)의 갑오개신을 전후하여 서양의 의학적 지식이 도입되었고, 내부에는 위생국이 설치(1895)되었다.

한일합병시대(1910~1945)에는 경무총감부 경찰국에 위생과를 두어 공중위생업무, 의사, 약제사, 치과의사 등의 면허업무와 병원 및 의약품 관리업무를 수행하게 하였다.

해방과 더불어 미군정이 시작되면서 재조선 미국 육군사령부정청 법령 제1호로 위생국을 설치(1945. 9)하였으나 이를 보건후생국으로 개칭하였으며, 그 후 보건후생부(1946. 3)로 개칭하였는데, 15개국 47개 행정과의 방대한 조직이었다.

1947년 6월에는 미군정이 끝나고 남한 과도정부가 수립되었으며, 1948년 7월 17일에는 헌법이 제정되고 1948년 8월 15일에는 대한민국 정부가 수립되어 사회부로 출발하였으나 1949년에는 보건부가 사회부에서 분리 독립되었다가 1955년에는 다시 보건부와 사회부가 합쳐져서 보건사회부로 되었고, 1994년 보건복지부로 개편하여 오늘에 이르고 있다. 환경부는 우리나라 환경행정의 주무부서로서 1967년 보건사회부 공해계에서 시작하여 1973년 환경행정 전담과인 공해과로 확대된 것에 그 뿌리를 두고 있다. 그 후 중앙정부의 환경행정조직은 수차례의 확대개편을 통하여 1980년 1월 당시 보건사회부의 외청으로 확대되었으며, 1990년 1월에는 환경청이 환경처로 승격되어 자연환경 및 생활환경의 보전과 환경오염방지를 위한 환경정책을 수립 · 시행하였고, 관계부처의 환경업무에 대한 총괄 조정 기능을 수행할 수 있게 되었다. 이는 경제발전에 따라 환경오염이 심화되고 국민들의 환경보전의식이 점차 높아지면서 환경행정의 수요가 증가하였기 때문이다.

이후 1994년 1월 낙동강 수질오염사고 발생에 따른 정부의 수질관리 일원화 방침에 의해 건설부 상 · 하수도국의 3개과(수도정책과, 하수도과, 수도관리과)와 보건사회부의 음용수관리과가 환경처로 이관되면서, 환경처 수질보전국 내에 상수원관리과가 신설되어 수도정책과, 상수도과, 음용수관리과, 하수도과를 묶어 상하수도국을 새로 만들게 되었다. 1994년 12월에는 환경처가 환경부로 승격되었다.

[3] 환경위생의 영역

유엔환경계획기구(UNEP)는 환경을 자연환경과 인간환경으로 나누고 있다. 환경은 크게 자연적 환경과 사회적 환경으로 구분된다. 또한 자연적 환경은 물리 · 화학적 환경과 생물학적 환경으로, 사회적 환경은 인위적 환경과 문화적 환경으로 나눌 수 있다.

물리 · 화학적 환경은 공기 · 토지 · 물 · 빛 · 소리 등이 있으며, 생물학적 환경은 동물 · 위생해충 · 병원성 미생물 등이 있다. 의복 · 식생활 · 주거환경 · 도시 · 농어촌 · 산업 · 위생시설 등은 인위적 환경이며, 정치 · 경제 · 교육 · 종교 등은 문화적 또는 사회적 환경이라 할 수 있다. 세계보건기구의 전문위원회에서 1969년에 규정한 환경위생의 영역은 다음과 같다.

(1) 고형 폐기물의 위생 처리
(2) 배수처리, 수질오염의 방지
(3) 급수시설에 대한 위생 감시
(4) 유해곤충, 절족동물, 연체동물, 설치류와 중간숙주의 구제
(5) 식품에 관한 위생
(6) 대기오염 방지
(7) 방사선 방지
(8) 인간의 오물 및 유해물질에 의한 토양오염의 예방과 관리
(9) 노동위생(물리화학적, 생물학적 위험 방지)

(10) 소음과 진동의 방지
(11) 주택과 근접 환경에 대한 관리
(12) 도시와 농촌의 계획
(13) 공수, 해상수송 및 육지수송의 환경보전
(14) 사고의 방지
(15) 감염병, 구급, 재해와 인구이동에 관련된 조치
(16) 전면적 환경보건 대책에 의한 위해방지
(17) 공공 레크레이션과 관광여행(공공해안, 수영장, 캠프장 등)의 환경보전

우리나라 환경정책기본법에서는 환경을 ① 자연환경, ② 생활환경으로 분류하고 자연환경을 또한 ① 생물환경, ② 무생물환경으로 구분하고 있다. 생활환경은 대기, 물, 폐기물, 소음, 진동, 악취 등과 같이 일상생활과 관련있는 환경을 말한다.

[4] 환경영향평가의 개념

1) 환경영향평가(Environmental Impact Assessment; EIA)의 정의

인간의 개발활동에 의한 자연이나 생활환경상의 변화를 사전에 예측하고 평가하여 환경에 미칠 수 있는 악영향을 규명하고 그 저감대책이나 제어방안을 선택함으로써 환경 보전대책을 강구하는 것이다.

2) 환경영향평가의 범위

첫째, 공사하는 기간에는 땅을 고르는 기계(불도저, 파워 셔블 등), 순간적인 균열작업, 길내기 등에 의해 지역주민에게는 먼지, 소음, 사회적 혼란에 의한 삶의 질이 저하될 수 있다.

둘째, 개발 직후에는 개발지역과 풀과 나무들이 심어지고, 길이 포장될 것이다. 강 유역의 범람, 호수의 나뉨, 교통로의 새 위치, 공기와 수질오염의 만연에 따른 새로운 환경이 조성되게 된다.

셋째, 개발이 끝난 몇십 년 후에는 이 지역의 개발에 따른 제2의 산업을 유도하게 되면서 일련의 예상치 않던 인간 활동이 발생할 것이다. 50년이 지나 개발 전 원래의 모습이 사라질 때, 지역 환경의 변형은 개발계획이 생각되었던 원래의 환경보다 훨씬 심하게 될 것이다.

3) 환경영향평가의 목적

첫째, 제안된 행동뿐만 아니라 대안을 기술한다.

둘째, 환경변화의 성질과 규모를 평가한다.

셋째, 인간이 관심을 가지고 있는 것과 관련된 것을 확인한다.

넷째, 예상되는 환경변화의 중요성을 평가한다. 즉 제안된 행동의 영향을 평가한다.

다섯째, 다음의 것 중 하나에 대한 권고치를 만든다. 기획의 수용, 치료행위, 하나 또는 그 이상의 대안 수용, 거절한다.

여섯째, 행동이 완료되고 난 후에 뒤따르는 점검절차에 대한 권고치를 만든다.

4) 우리나라 환경영향평가 대상사업

- 도시 개발
- 산업입지 및 공업단지 조성
- 에너지 개발
- 항만 건설
- 도로건설
- 수자원 개발
- 철도의 건설
- 공항의 건설
- 하천의 이용 및 개발
- 매립 및 개간사업
- 관광단지 개발
- 체육시설의 설치
- 산지의 개발
- 특정지역의 개발
- 폐기물 처리시설 및 분뇨처리시설의 설치
- 국방 · 군사시설의 설치

02 공기와 건강

[1] 공기의 개념

공기, 물, 음식은 인간이 생명을 유지하는 데 필요한 기본적 요소이다. 일반적으로 성인의 경우 1.5kg의 음식과 2L의 물, 13kL의 신선한 공기가 필요하다. 음식은 없어도 1개월 가량 생존할 수 있고, 물 없이 5일 정도 생존할 수 있으나 공기가 없다면 단 5분도 생명을 유지할 수 없다. 이처럼 공기의 소중함과 중요성은 그 누구도 부정할 수 없다.

공기는 지구를 둘러싸고 있는 대기의 하층부를 구성하는 기체로 수증기, 분진, 가스, 세균 등을 포함하고 있다.

[2] 공기의 화학적 조성

공기(air)를 구성하고 있는 성분을 살펴보면 표 7-1과 같다. 공기는 약 99%가 산소와 질소로 구성되어 있고, 나머지는 기타 여러 화학물질로 채워져 있다. 공기의 화학적 조성비율은 지리적 조건과 각종 환경적 조건에 따라 차이가 날 수 있다.

표 7-1 • 흡기와 호기의 공기 조성

구분	산소(%)	질소(%)	이산화탄소(%)
흡기(吸氣)	20.93	78.10	0.04
호기(呼氣)	17.00	79.00	4.00

1) 산소

산소(O_2)는 호흡작용에 절대적으로 필요할 뿐만 아니라 물질의 산화, 연소에 필수적이다. 산소는 식물의 탄소 동화작용과 공기 이동에 의해 보충된다.

인간의 인체는 한 번 호흡할 때마다 4~5%의 산소를 소비하며, 성인의 경우 안정상태에서 하루에 약 550~600L의 산소가 필요하다.

공기 중의 산소농도가 14% 이하가 되면 저산소증(hypoxia)으로 호흡곤란, 맥박증가, 노동곤란 등의 신체 증상이 발생하며, 10~11%에서는 호흡곤란 및 최면상태가 되며, 동작이 완만하게 일어나고, 6~7%에서는 안면창백, 정신착란, 감각둔화, 근육반응실조, 지각상실 등이 발생하고, 4% 이하가 되면 40초 이내에 졸도하여 계속되면 결국 질식사하게 된다.

2) 질소

공기의 약 78%를 차지하고 있는 질소(N_2)는 불활성 가스로 고기압 상태에서 인체에 영향을 미친다. 즉 3기압에서는 자극작용, 4기압 이상이 되면 마취작용을 하며, 10기압 이상의 경우 의식상실을 초래하여 정신기능 장애를 일으킨다. 질소는 잠함병(caisson disease)의 원인이기도 한다.

잠함병은 고기압 상태에서 급격히 감압할 때 체지방이나 혈액에 용해되어 있던 질소가 기포를 형성하여 체내의 모세혈관을 차단할 때 발생한다.

3) 이산화탄소

이산화탄소(CO2)는 무색, 무취, 약산성으로 소화제나 청량음료에 사용되며, 호흡 시 시간당 12~20L가 산출된다. 따라서 이산화탄소는 실내공기의 오염척도 지표로 사용되며, 허용한도 기준(실내환경기준)은 1,000ppm(0.1%)으로 그 이상일 경우 오염된 것으로 인정된다.

이산화탄소가 3% 이상이 되면 불쾌감을 느끼고, 5% 이상에서는 호흡중추의 자극으로 호흡이 촉진되고, 7%에서는 호흡곤란, 10%가 넘으면 호흡곤란으로 사망에 이르게 된다. 공기 중의 이산화탄소는 식물의 동화작용에 의해 동일한 농도가 유지되고 있다.

[3] 공기의 물리적 조성

1) 온열조건

인간은 항온동물로 열생산과 방열을 통해 항상 37℃ 전후의 체온을 유지하는데, 방열작용에 영향을 주는 인자로는 ① 기온, ② 기습, ③ 기류, ④ 복사열을 들 수 있다. 흔히 이들을 4대 온열인자 또는 온열요소라 한다.

(1) 기온

기온(air temperature)은 지상 1.5m에서의 건구온도(dry bulb temperature)에 의해 나타나며, 지상 100m마다 0.5~0.7℃ 정도 낮아진다. 기온은 높이와 함께 급격히 감소하는데 이 감소비율을 기온의 감률이라 한다. 온도감각이란 피부가 가장 민감하게 느낄 수 있는 온도로 보통 27~33℃의 상온을 의미한다. 온도식별도는 0.2~1.2℃이며, 피부순응 범위는 10~40℃이다.

인간이 의복에 의하여 체온을 조절할 수 있는 기온의 범위는 대략 10~26℃이다. 이상적인 최적온도는 여름철에는 21~22℃, 겨울철에는 18~21℃인데 겨울의 최적온도가 여름보다 낮은 것은 인체의 순응현상 때문이다.

일교차는 내륙>해안>산림지대의 순이고, 연교차는 한대>온대>열대의 순이다.

온도의 측정계로는 수은온도계, 알코올온도계, 구부가 큰 온도계, 아스만 통풍온습도계 등이 있다.

(2) 기습

기습(air humidity)이란 공기 중의 물기를 나타내며 태양열과 지열의 발산을 방지하는 역할을 한다. 인체에 쾌적한 습도는 40~70%로 공기의 건습정도는 포화습도, 절대습도, 비교습도로 표시된다.

포화습도란 일정 공기가 함유할 수 있는 수증기량의 한계를 넘은 상태를 의미하며, 절대습도는 현재 공기 $1m^3$ 중에 함유한 수증기량을 가리킨다. 또한 비교습도(상대습도)란 함유할 수 있는 수증기량과 현재 그 중에 함유되어 있는 수증기량과의 비를 %로 표시한 것이다. 기온이 높아지면 공기 중의 절대 수분량(절대습도)은 높아지지만 상대습도는 낮아진다. 상대습도는 건구온도와 습구온도를 사용하여 측정한다.

기습의 표시 방법에서 포차란 현재의 공기 $1m^3$ 내에 포화상태에서 함유할 수 있는 수증기량과 현재 그 중에 함유되어 있는 수증기량과의 차이를 의미한다. 또한 포화습도에 도달하지 못하는 공기라도 온도의 하강 시 최대 수증기량이 적어지므로 포화상태에 달해 더욱 강화될 경우 과잉 수증기의 응축으로 이슬이 되는데 이와 같은 포화상태를 노점이라고 한다.

기습 측정계는 아스만 통풍온습도계, 자기습도계, 모발습도계, August 건습도계 등이 있다.

(3) 기류

온도의 차, 기압의 차에서 발생하며 기류(air movement)는 압력과 냉각력으로 우리 피부에 적당한 자극을 주어 체온을 조절하고 혈관운동신경뿐만 아니라 신진대사에 좋은 영향을 주지만 강한 바람은 생체를 흥분시키며 오래가면 피로를 가져온다.

불감기류(insensible air movement)라는 것은 피부로 느낄 수 없는 0.5m/sec 이하의 기류를 말한다. 불감기류는 실내나 의복 내에 끊임없이 존재하면서 신진대사를 촉진시키고 한랭에 대한 저항력을 강화시킨다. 불감기류의 측정은 Kata 한란계를 이용한다.

0.1m/sec를 무풍이라고 하며 일반적으로 실내는 0.2~0.3m/sec, 실외는 1m/sec의 기류가 있는 것이 좋다.

(4) 복사열

복사열은 적외선에 의한 열로 태양광선, 난로 등의 발열체에서 발생한다. 사람의 주위에는 언제나 복사열을 내는 발열체가 있어서 온도계가 나타내주는 실제온도보다 더 큰 온감을 느낀다. 복사열의 영향범위는 거리의 제곱에 비례해서 감소한다. 즉 복사열은 거리의 제곱에 반비례한다.

복사열은 H. M. Vernon이 고안한 흑구온도계(globe thermometer)로 측정한다.

2) 온열지수

(1) 최적온도

생리적 최적온도(optimum temperature)란 인체 내에서 최소의 에너지 소비로 최대의 생리적 활동을 할 수 있는 최적온도로 18±2℃이다. 또한 침실은 15±1℃, 병실은 21±2℃가 최적온도이다. 생산적(노동) 최적온도란 작업 시 생산능률을 최고로 올릴 수 있는 온도로 근육작업은 10~17℃, 가벼운 작업은 12~17℃, 최적 작업은 13~18℃이다. 즉 정신적 작업이 근육작업에 비해 최적온도가 높으며 같은 근육작업이라도 노동 강도에 따라 변화한다.

(2) 감각온도

Yaglou, Houghton, Miller 등에 의해 고안된 감각온도(effective temperature)란 온도, 습도, 기류의 3인자가 종합적으로 인체에 작용하여 얻어지는 온도로 유효온도, 체감온도, 효과온도라고 한다. Yaglou와 Drinker에 의하면 여름철 쾌감 감각온도는 18~26℃, 겨울철 15.6~23.3℃이며, 최적 감각온도(optimum effective temperature)는 여름철이 21.7℃, 겨울철이 18.9℃이다. 겨울철이 더 낮은 것은 기후에 대한 순화현상 때문이다.

(3) Kata 냉각력

기온, 습도, 기류를 종합해서 인체에서 열을 빼앗는 힘으로 그 공기가 가지고 있는 냉각력을 의미한다. Kata 냉각력은 물리적 변화를 표시하므로 기후조건을 표시하는 좋은 지수의 하나로 공기의 쾌적도와 기류 측정에 사용된다. Kata 온도계는 불감기류와 같은 미풍을 정확히 측정할 수 있는 장점을 가지고 있다.

(4) 쾌감대

무풍 안정 시 보통 복장상태에서 쾌감을 느낄 수 있는 온도로 착의 시의 쾌감온도와 습도는 17~18℃, 60~65%이며, 여름철의 쾌감대는 18~26℃, 겨울철은 16~23℃이다. 쾌감대(comfort zone)는 사람의 건강상태나 기류 등에 따라 다르다. Hill-Shephard는 온도와 습도의 관계에서 가장 쾌감을 느낄 수 있는 점을 쾌감점이라고 하였으며, 이 점을 연결한 선을 쾌감선이라고 하였다.

(5) 불쾌지수

불쾌지수(discomfort index; DI)는 기후변화에 따라 소요되는 냉 · 난방 조절장치의 전력소모량을 추산하기 위해 미국 기상국이 제작하여 1950년 이후 세계적으로 이용되고 있다. 불쾌지수는 인간이 느끼는 불쾌감을 나타내는 지수로 경제수준의 향상과 함께 자꾸 상승하는 추세이다. 불쾌지수는 다음과 같은 식으로 측정할 수 있다.

$$\begin{aligned} DI &= 0.72(\text{건구온도 }℃ + \text{습구온도 }℃) + 40.6 \\ &= 0.4(\text{건구온도 }℉ + \text{습구온도 }℉) + 15 \end{aligned}$$

불쾌지수와 불쾌감과의 관계를 살펴보면,

① DI ≥ 70: 다소불쾌(10% 정도의 사람)하다.

② DI ≥ 75: 반수정도(50%)가 불쾌감을 느낀다.

③ DI ≥ 80: 거의 모든 사람(100%)들이 불쾌감을 호소한다.

(6) 온열평가지수

- 실외: 0.7NWB + 0.2GT + 0.1DB

  주) NWB: 습구온도, GT: 흑구온도, DB: 건구온도

(7) 등온지수

기온, 기습, 기류에 복사열을 가했을 때 주변 물체와 기온이 동일하게 되었을 때의 등온 감각을 주는 상태로 최적 등온지수(equivalent warmth)는 16.1℃(11.6~20.3℃)이다.

3) 체온조절

인간의 체온은 항상 36.5℃가 유지되어야 하며, 인체의 신진대사 작용에 의해 다량의 열이 생산, 방출되어 평형이 유지되어 최고의 쾌감을 유지하게 된다. 체열생산은 근골격이 가장 크며 이것은 노동이 커질수록 증가한다. 체열의 80~90%가 피부를 통해 방출되며, 나머지는 호기, 배설

물을 통해 소비된다.

체온이 정상범위에서 벗어나 42℃ 이상이 되면 불가역적인 변화를 일으켜 신경조직의 기능마비가 일어나고, 30℃ 이하로 떨어지면 각 기관의 기능이 상실되어 회복불능의 상태에 놓이게 되어 항상성(homeostasis)이 파괴된다.

실내의 최적온도는 18~20℃이다. 또한 실내에서의 최적 쾌감습도는 40~70%이며, 습도가 40% 이하가 되면 호흡기계 질환이 발생할 가능성이 높고 너무 습하면 피부 질환을 유발한다. 실내에서 인체의 쾌감기류는 1m/sec이다.

공기는 자정작용에 의해 스스로 깨끗해지는데 밀폐된 공간의 경우에는 이러한 자정작용이 발생하지 않는다. 즉 일정한 공간의 실내에 수용범위를 초과한 많은 사람들이 모여 있는 경우에는 이산화탄소의 농도 증가, 기온 및 습기의 변화, 냄새, 먼지 등으로 인해 공기의 물리적인 성상이 변화하고 실내환기의 부족으로 화학적 조성에 변화가 온다.

이러한 상황이 되면 두통, 권태, 불쾌감, 현기증, 구역질, 구토, 식욕부진 등의 신체적 이상증상을 초래하게 되는데, 이것을 군집독(crowd poisoning)이라고 한다. 군집독의 경우 여름철에 인원이 꽉찬 극장에서 환기시설이 불충분할 때나 겨울철에 난방이 잘된 밀폐된 실내에 많은 사람이 밀집하였을 때 자주 일어난다. 군집독 예방의 가장 좋은 해결책은 환기이다.

[4] 공기의 자정작용

인간의 호흡작용, 교통기관 및 공장 배출가스, 매연, 물질의 연소, 발효, 부패, 방사능물질 등에 의하여 공기가 오염되지만 자체 정화작용이 부단히 일어나서 공기의 조성 자체는 큰 변화를 나타내지 않는다. 공기의 자정작용(autoputrification)은 다음과 같다.

① 기류에 의하여 공기 자체의 희석작용
② 강우, 강설 등에 의한 부유분진이나 용해성 가스의 세정작용
③ 산소(O_2), 오존(O_3), 과산화수소(H_2O_2) 등의 산화작용
④ 태양광선 중의 자외선의 살균작용
⑤ 탄소 동화작용에 의한 CO_2와 O_2의 교환작용

03 물과 건강

[1] 물의 이용과 질병

전문가들은 20세기의 자원경쟁이 주로 석유 때문이었다면 다음 세기는 물이 재앙의 씨앗이 될 것이라고 전망하고 있다. 특히 물의 경우 석유와 달리 전혀 대체재가 없기 때문에 물의 문제는 상상조차 할 수 없는 엄청난 재앙을 가져올 것이다.

인간이 생명을 유지하고 생활하는 데 공기 다음으로 중요한 것은 물이라고 할 수 있다. 인체는 체중의 60~70%가 물로 구성되어 있고 그 중 40%는 세포 내에, 20%는 조직 중에, 5%는 혈액 내에 존재하여 신체 내 각 세포의 형성과 활동을 유지시켜 주는 역할을 한다. 성인은 하루에 2.5~3.0L의 물이 필요하며, 체내 수분이 5% 정도만 감소되어도 정신흥분, 경련, 사지위축 등의 신체 이상을 초래하고 12% 이상 손실되면 생명이 위독하다.

물은 장티푸스, 페디스토마, 유행성 간염, 이질, 콜레라 등과 같은 수인성 질병의 감염원이며, 간디스토마, 폐디스토마, 주혈 흡충증, 긴촌충 등과 같은 수인성 기생충 질환을 전파하며, 수질오염으로 인한 피해를 가져다준다.

불소(F)의 함유량이 다량인 경우(1ppm 이상) 이를 장기 음용하면 반상치의 우려가 있고, 반면에 극소량일 경우(0.7ppm 이하) 우식치가 우려된다(정상 범위: 0.6~0.7ppm). 황산마그네슘($MgSO_4$)이 다량 함유된 물(250mg/L 이상)은 섭취 시 설사를 일으킨다.

1893년 Mills는 Massachusetts에서 물을 여과 · 급수함으로써 장티푸스 및 일반 사망률을 감소시켰고, Reincke도 강물을 여과 · 급수하여 Hamburg 시민에게 공급함으로써 Mills와 동일한 결과를 얻었다. 즉 물을 여과 소독한 후 수인성 질병이 급격히 감소하기에 이르렀다. 이를 Sedwick와 Mas Nutt는 Mills-Reincke 현상이라 불렀다.

독일의 Hannover 시에서 1926년에 장티푸스 환자 2,500명이 발생하기 이전에 그의 10배에 달하는 발열, 설사환자가 발생하였는데 이것은 장티푸스와는 관계없이 대장균이나 잡균에 의해 발생한 것으로 보고 이와 같이 대장균이나 잡균에 의한 발열현상을 수도열(Water fever, Hannover fever)이라고 하였다.

수질오염에 의한 인체의 피해가 최초로 보고된 것은 1945년 일본 후지야마현의 이타이이타이병(itai-itai disease)이다. 이 병은 카드뮴(Cd)이 원인 물질이었으며, 258명의 발병자 중 128명이 사망하여 충격을 불러 일으켰다. 많은 환자들이 심한 요통, 신장기능장애, 골연화증, 고관절통, 보행장애 등을 호소하였다.

또한 1952년에는 일본 구주의 미나마타 시에서 발생한 미나마타병(Minamata disease)은 111명의 환자가 발생하여 그 중 40명 이상이 사망하였다. 메틸수은(Hg)이 원인으로 작용한 미나마타병은 사지마비, 언어장애, 시청각 기능이상, 정신이상, 보행장애, 선천적 신경장애 등을 유발하였다.

가장 최근에는 1970년 일본 가네미 시에서 발생한 사건(Ganemi Accident)으로 피부 암, 기형아 및 사산, 피부 질환 등이 유행하였는데 원인물질은 PCB(poly chlorinated biphenyl)였다.

[2] 수원의 종류

생활수준이 높아질수록 소비되는 물의 양이 많아질 뿐만 아니라 좋은 수질의 물을 요구하는 목소리도 당연히 높아진다. 현대에는 물의 양과 수질이 동시에 충족되지 않으면 안 된다.

일상생활에 이용되는 수원은 천수, 지표수, 지하수 및 해수로 구분된다.

1) 천수(강우, 강설)

천수는 빗물 또는 눈이 녹은 물을 말한다. 빗물은 일종의 증류수로 경도(hardness)가 극히 낮다. 즉 빗물 자체는 일종의 증류수로 불순물을 함유하지 않아 순수하며 광물질이 용해 되어 있지 않은 연수로 세탁, 목욕 등에 좋다.

그러나 강하하는 도중에 공기 중의 여러 가지 불순물을 함유하거나 불용성 분진, 미생물 등을 함유하게 된다.

2) 지표수(하천수, 호수, 저수지수, 냇물 등)

지표수는 하천, 호수, 저수지 등의 물로 비교적 일정한 수질을 유지하고 있다. 지표수는 경도가 적고 오염 기회가 많으며 부유물질이 많고 온도변화에 잘 변하는 것이 특징이다. 일반적으로 상수도의 급수원으로 가장 많이 이용되고 있는 지표수는 지층을 통과하지 않으므로 광물질의 함량이 적고 하천의 자정작용에 의해 정화되기도 하지만 유기물질이 많아 세균 및 미생물의 번식에 알맞고 오염의 기회가 많기 때문에 철저한 위생관리가 요구된다.

3) 지하수(심층수)

지질의 영향으로 용해성 물질(철, 망간, 칼슘 등)이 다량 함유되어 있는 지하수는 경도가 높고 용존산소량이 낮은 것이 특징이다. 지하수에는 천층수, 심층수, 용천수, 복류수 등이 있다.

천층수(sub-surface water)란 낮은 층에 있는 물로 CO_2에 의해 무기질이 풍부하고 경도가 높다. **심층수(ground water)**는 대지의 정화작용으로 무균상태에 있는 물을 가리킨다. **용천수(spring water)**란 깨끗한 물로서 세균이 적은 특징을 지니고 있으며, **복류수(river bed water)**는 지표수에 비해 탁도가 낮고 수질이 양호하여 수원으로도 이용이 가능한 물이다.

[3] 물의 정수

물의 정수(purification of water)는 오염된 물을 깨끗하고 위생적인 물로 만드는 것을 말한다. 정수 방법은 물 자체의 자정작용으로 침전, 분해, 희석, 일광소독의 순서를 거치는 경우와 인공적인 정수법인 침전, 여과, 소독의 순서를 거치는 방법이 있는데 여기서는 인공적인 정수법에 대해 알아보고자 한다.

물은 보통『원수 → 폭기 → 혼합조 → 응집 → 침전조 → 여과 → 여과수 저장 → 소비자』의 처리과정을 거친다. 일반적으로 염소소독은 여과 이후에 하지만 원수와 폭기 사이에 감염소 소독이나 응집제를 사용한다.

1) 폭기

폭기(aeration)는 맛이나 냄새를 제거하고 물의 온도를 냉각시키는 데 사용된다. 이산화탄소,

메탄, 황화수소 등의 가스를 제거하기 위해 물을 공기와 밀접하게 접촉시켜 주는 방법이 폭기이다. 폭기방법으로는 물을 계단식으로 내려가게 하는 방법이나 산기관을 이용하는 방법 등이 있다. 물과 공기를 밀접하게 접촉시켜 일광의 자외선에 의해 살균이 되고 혼합물은 그 무게에 의해 침전됨으로써 수질을 개선시키는 폭기법은 흐르는 물의 자정효과를 활용한 것이다.

2) 침전

침전(sedimentation)에는 보통침전과 약품침전이 있다. 미생물의 floc 현상을 이용하는 보통침전은 시간이 많이 걸리나 무기질의 부유물질과 세균을 감소시킬 수 있다. 약품침전은 화학적 응집제를 이용하기 때문에 시간이 적게 걸려 도시에서 많이 이용되고 있다.

약품침전에서 주로 사용되고 있는 응집제는 황산반토, 염화제2철, 황산제1철, 황산제2철, 알루미늄소다 등이다.

3) 여과

원수의 여과(filtration)에는 일반적으로 모래가 가장 많이 사용되고 있으며, 여과속도에 따라 완속여과와 급속여과가 있다(표 7−2).

(1) 완속사 여과법

테임즈 강의 물처리를 위해 1829년 영국에서 만들어진 이후 20세기 전반까지 널리 이용되었던 방법이다. 완속사 여과법(slow sand filter)은 모래층과 모래층 표면에 증식한 미생물군에 의하여 수중의 불순물을 포착하여 산화분해하는 방법에 의존하는 정수방법이다. 완속사 여과법은 응집침전을 하지 않고 저탁도의 물을 처리하는 데에는 좋으나 50도 이상의 탁도를 갖는 물을 완전히 깨끗하게 할 수는 없다. 따라서 여과지 유입수의 탁도는 연 최고 10도를 초과하지 않는 것이 바람직하다.

여과지는 자갈로 받쳐진 두께 60~150cm(70~90cm이 적당), 유효입경(effective size) 0.3~0.45mm의 모래층으로 되어 있다. 모래층을 지지하고 모래유출을 막고 있는 자갈층은 최고 40cm의 두께가 필요하고 보통 40~60cm이다.

처리된 물의 질에 따라 적당한 기간 동안 여과한 다음에 모래층이 막히지 않도록 청소를 하여야 한다. 청소는 여과를 멈추고 물을 뺀 다음 막힌 모래를 긁어내고 사면대치(砂面代置)한다. 완속사 여과법은 세균을 제거하는 데 효과적이나 넓은 토지(부지)가 요구되고 인력이 비교적 많이 필요하다.

(2) 급속사 여과법

1893년경 미국에서 개발된 급속사 여과법(rapid sand filter)은 원수 중의 현탁물질을 약물에 의하여 응집시키고 분리하는 여과방식이다. 약품침전으로부터 나온 약 10도의 탁도를 갖는 물은 파이프나 홈을 통해 흐르며, 유효입경 0.4~0.8mm, 균등계수(uniformity coefficient) 1.7 이하, 두께 50~76mm의 모래로 되어 있는 여과사위에 균등이 분배된다. 여과속도는 120~150m/일로 최적 여과속도는 120m/일이다. 여과층이 막힐 때에는 여과지를 역류세정(back washing)하여 청소를 하여야 한다.

급속사 여과법의 가장 기본적인 특징은 전처리로서 약품침전법을 이용, 빠른 여과속도, 청소에는 역류세척 방법의 사용 등이다. 따라서 급속여과는 수원의 탁도 · 색도가 높거나, 수조류(algae) · 철분량 등이 많을 때 적당하며, 추운 지방이나 대도시에 이용하기 적당하다.

표 7-2 • 완속사 여과법과 급속사 여과법 비교

구분	완속사 여과법	급속사 여과법
침전법	보통침전법	약품침전법
생물막 제거법	사면 대치	역류세정
여과속도	3m(6~7)/일	120m/일
1회 사용횟수	20~60일(1~2개월)	12시간~2일(1일)
탁도, 색도가 높을 때	불리하다	좋다
이끼류가 발생되기 쉬운 장소	불리하다	좋다
수면이 동결되기 쉬운 장소	불리하다	좋다
면적	광대한 면적이 필요	좁은 면적도 가능
비용	건설비가 많이 들고, 경상비는 적게 듦	완속사 여과법과 반대
세균제거율	98~90%	95~98%

4) 염소소독

염소는 강한 산화력을 가지고 있다. 유기물과 환원성 물질에 접촉하면 살균력이 소모되기 때문에 잔류염소(residual chlorine)가 필요하다. 잔류염소를 위해 불연속점(break point)이 지날 때까지 염소(Cl_2)를 넣어 주어야 한다. 물에 주입되는 염소는 유기물의 산화로 잔류염소가 0 가까이 감소하다가 산화가 끝나면 증가하게 되는 전환점을 불연속점이라고 하고, 불연속점 이전의 잔류염소는 결합 잔류염소(combined available chlorine residual), 이후에는 유리 잔류염소(free available chlorine residual)라고 한다. 염소의 소독과정을 살펴보면 다음과 같다.

$$Cl_2 + H_2O \rightarrow HCl + HOCl$$
$$HOCl \rightarrow H^+ + OCl^-$$

염소소독(chlorination)은 경제적이며 조작이 간편하고 강한 소독력(HOCL의 소독력이 OCl^-의 약 40~80배)과 잔류효과를 가지고 있는 반면, Tri-Halomethane(T.H.M.) 생성에 의해 독성이 강하고 냄새가 심하게 나는 것이 단점이다.

어떤 물의 완전소독에 소요되는 염소량으로 잔류염소곡선의 break point에서 잔류염소가 현저히 감소하다가 이 지점을 넘게 되면 잔류염소는 주입염소량에 비례해서 증가하게 된다. 이러한 과정에서 확실치는 않으나 질소화합물이나 다른 물질의 산화완료로 물의 냄새가 없어지게 된다. 감염병을 예방하기 위해 잔류염소량이 평상시나 겨울철에는 0.2ppm, 여름철 또는 수영장, 비상시(전쟁, 장마, 감염병 유행)에는 0.4ppm을 유지하여야 한다(그림 7-1).

염소나 표백분으로 물을 소독하면 세균은 급속히 감소되어 0 또는 0에 가깝게 되지만 시간이 경과함에 따라 다시 세균수가 증가하게 된다. 이러한 현상을 부활현상(after growth)이라고 한다.

부활현상의 이유로는

① 세균을 먹이로 하는 수중의 생물이 염소에 의해서 많이 감소되고 또는 전멸되었기 때문에 남아 있는 세균이 급증한다.

② 염소에 의해 조류가 사멸하고, 이것이 남아 있는 세균의 영양원이 되어 세균이 급증한다.

③ 아포형성균이 잔존하고 염소의 소실에 의해 아포가 후에 다시 증식한다. 그러나 일단 약화된 세균이 생활력을 회복하는 것인지 또는 어떤 물질로 표면을 보호받아 살아남은 균이 증식하는 것인지 자세한 과정은 알 수가 없다.

조류(Algae)와 같은 생물을 제거하기 위해서는 ① 황산구리($CuSO_4$), ② 염소(Cl_2), ③ 염화구리($CuCl_2$) 등이 있으며, 이러한 약제 중 황산구리는 가장 염가이고 효과도 좋다. 황산구리는 0.1~10ppm, 염소는 0.3~3ppm을 물에 섞으면 조류의 번식을 막을 수 있다.

[4] 물과 감염병

상수의 오염은 수인성 감염병의 주요 원인이다. 즉 우리가 먹고 있는 수돗물은 일반적으로 소독이 전제되기 때문에 병원균을 함유하고 있다고 보기는 어렵다. 그러나 유지 관리의 잘못으로 언제나 감염병의 매개체가 될 수 있다.

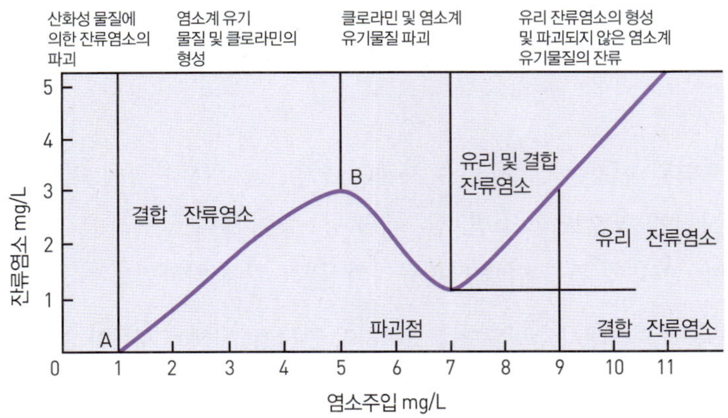

그림 7-1 • 파과점 염소처리의 일반적인 곡선

수인성 감염병의 특성은 다음과 같다.

(1) 폭발적이고 동시다발적으로 발생하여 2~3일 내에 환자 발생이 급증한다.
(2) 대체로 급수지역과 일치한다.
(3) 성별, 연령별, 직업, 빈부의 차 등에 관계없이 발생한다.
(4) 잠복기가 길고 이환율과 치명률이 낮다.
(5) 이차 감염환자가 적다.
(6) 보통 계절과 관계없이 발생하고 가족 집적성은 낮은 편이다.

[5] 수영장과 공중목욕탕

1) 천수(강우, 강설)

천연수영장에는 해수욕장과 하천수영장이 있다. 해수욕장은 수인성 질병, 안질, 피부병, 중이염 등의 위험에 노출되어 있다. 해수욕장의 오염원으로는 ① 분뇨의 해양투기, ② 수영하는 사람에 의한 오염, ③ 오염하천의 유입, ④ 연안배수에 의한 오염 등이 있다.

미국 공중보건협회에서 제시한 해수욕장의 수질기준은 MPN(최확수법)이 1,000을 초과하지 않으면 안전하다고 본다. 해수욕장의 등급을 살펴보면 자연수 100cc당 대장균수를 기준으로

① A급: 0~50
② B급: 51~500
③ C급: 501~1,000
④ D급: 1,000 이상(안전한 해수욕장이 못됨)

하천수영장은 산업의 발달로 도시 인구 급증, 가정하수, 공장폐수의 하천유입으로 어족이 사멸하는 등 점차 사라져가고 있다. 하천수영장의 오염원 인자로 ① 유입하수(생활하수, 공장폐수, 분뇨처리액 등), ② 입영자에 의한 오염(비위생적 과밀입영), ③ 각종 오물의 방치, ④ 위생해충의 존재 및 감염병 등이 있다.

2) 인공수영장

인공수영장의 오염원 인자는 ① 사용수 자체의 오염, ② 외부환경에 의한 오염(공장지대, 매연, 분진 등), ③ 사람에 의한 오염(소변, 땀, 객담 등) 등이 있다.

체육시설의 설치 · 이용에 관한 법률 시행규칙의 [별표 7]에 의하면

① 수영조 · 주변공간 및 부대시설의 규모를 고려하여 안전 및 위생에 지장이 없다고 인정하는 범위 내에서 시장 · 군수 또는 구청장이 정하는 입장자의 정원을 초과하여 입장시켜서는 안 된다.
② 수영조에서 동시에 수영할 수 있는 인원은 도약대의 높이 · 수심 · 수영조의 면적 및 수상안전시설의 구비 정도 등을 참작하여 시장 · 군수 또는 구청장이 정하는 인원을 초과하지 아니하도록 하고, 도약

대의 전면 돌출부의 최단부분에서 반지름 3미터 이내의 수면에 있어서는 5인 이상이 동시에 수영하도록 하여서는 아니된다.

③ 개장중인 실외수영장에는 의료법에 의한 간호사 또는 간호조무사 및 의료유사업자에 관한 규칙에 의한 간호조무사 1인 이상을 배치하여야 한다.

④ 수영조의 욕수는 1일 3회 이상 여과기를 통과하도록 하여야 한다.

⑤ 욕수의 조절 · 침전물의 유무 및 사고의 유무를 확인하기 위하여 1시간마다 수영조 안의 수영자를 밖으로 나오도록 하고, 수영조를 점검하여야 한다.

⑥ 수영조의 욕수는 다음의 수질기준을 유지하여야 하며, 욕수의 수질검사 방법은 먹는 물의 수질기준 등에 관한 규칙에 의한 수질검사 방법에 의한다.

가. 유리 잔류염소는 0.4mg/L 내지 1.0mg/L(잔류염소일 때에는 1.0mg/L 이상)를 유지하도록 하여야 한다. 다만, 오존소독 등으로 사전처리를 하는 경우의 유리 잔류염소 농도는 0.2mg/L 이상(잔류염소일 때에는 0.5mg/L 이상)을 유지하여야 한다.

나. 수소이온농도는 5.8~8.6이 되도록 하여야 한다.

다. 탁도는 2.8NTU도 이하로 하여야 한다.

라. 과망간산칼륨의 소비량은 12mg/L 이하로 하여야 한다.

마. 대장균군은 10mL들이 시험대상 욕수 5개 중 양성이 2개 이하이어야 한다.

- 수영조 주위의 적당한 곳에 수영장의 정원 · 욕수의 순환횟수 · 잔류염소량 · 수소이온농도 및 수영자의 준수사항을 게시하여야 한다.
- 수영조로 처음 들어가는 자에 대하여는 탈의실 · 화장실 및 샤워실을 거쳐 들어가도록 하고, 샤워실에서는 전신 샤워를 하도록 하여야 한다.
- 수영조 안에 미끄럼틀을 설치하는 경우 관리요원을 배치하여 그 이용상태를 항상 점검하게 하여야 한다.
- 감시탑에는 수상안전요원(대한적십자사 또는 법 제37조의 규정에 의한 수영장 협회 등에서 실시하는 수상안전에 관한 교육을 받은 자를 말한다)을 2인 이상 배치하여야 한다.

인공수영장을 정수방법에 의해 분류해 보면 ① 사용 후 완전히 배수하는 환수식(fill and draw type), ② 준 인공형 계속 유입식(flow through type), ③ 가장 많이 사용하는 순환식(recirculating type)이 있다.

수영장의 수질관리는 ① total bacteria, 대장균을 검사하는 세균학적 검사, ② 잔류염소량, 유독물질의 유무를 검사하는 화학적 검사, ③ 탁도, 원수의 상태, 물의 순환상태, 수질오염 유무, 주위 환경검사를 하는 환경검사가 있다.

수영장의 관리방법으로 ① 환수식(물리적, 화학적 청소), ② 표백분 살포, ③ 염소액의 계속적인 주입, ④ 순환여과 및 소독의 병행 등이 있다.

3) 공중목욕탕

공중목욕탕은 많은 사람들이 한꺼번에 이용하기 때문에 성병, 피부병, 안질, 질트리코모나스 등의 원인이 되기도 한다.

공중위생관리법 시행규칙 [별표 2]에 의한 목욕장(탕) 욕수의 수질기준과 수질검사 방법 등을 살펴보면 다음과 같다.

(1) 원수

① 색도는 5도 이하로 하여야 한다.

② 탁도는 1NTU(nephelometric turbidity unit) 이하로 하여야 한다.

③ 수소이온농도는 5.8 이상 8.6 이하로 하여야 한다.

④ 과망간산칼륨 소비량은 10mg/L 이하가 되어야 한다.

⑤ 대장균군은 50mL 중에서 검출되지 아니하여야 한다.

(2) 욕조수

① 탁도는 1.6NTU 이하로 하여야 한다. 이 경우 다른 법령에 의하여 목욕장에서 사용할 수 있도록 허가받은 제품을 첨가한 때에는 당해 제품에서 발생한 탁도는 계산하지 아니한다.

② 과망간산칼륨 소비량은 25mg/L 이하가 되어야 한다.

③ 대장균군은 1mL 중에서 1개를 초과하여 검출되지 아니하여야 한다.

(3) 수질검사 방법 등

① 욕수의 수질검사 방법은 먹는물 수질기준 및 검사 등에 관한 규칙에 의한 수질검사 방법에 의한다. 다만, 욕조수의 대장균군 검사는 환경부장관이 정하는 수질오염 공정시험방법에 대장균군 시험방법 중 평판집락 시험방법에 의한다.

② 욕조수의 대장균군을 검사하는 경우의 채수 방법은 욕조의 대각선(욕조에 대각선이 없는 경우에는 욕조의 양쪽 끝간의 거리가 가장 긴 지점을 연결한 선을 말한다)을 기준으로 욕수를 3등분하여 물의 표면에서 같은 양의 욕수를 채수하되, 균일하게 혼합하여 1개의 시료로 사용한다.

③ 욕수의 수질검사에 필요한 시료를 채취하는 경우 '이화학시험용'은 1개의 용기에 2L 이상 채취하여야 하고, '대장균군시험용'은 멸균된 100mL 이상의 용기에 채취하되, 채취된 시료는 10℃ 이하의 저온으로 유지하여야 하고, 6시간 이내에 검사기관의 검사실에 도착하여야 한다.

4) 수영장과 질병

수영장은 수인성 질환이나 안질, 피부병, 중이염 등의 신체적 이상을 초래한다. 특히 수영자의 객담으로부터 결핵균, adenovirus와 안질환자의 눈으로 인해 trachoma virus의 오염과 adenovirus에 의한 유행성 각 · 결막염 그리고 피부로부터 포도상구균, 연쇄상구균, 임균, 사상균 및 화농균의 오염이 있을 수 있다.

[6] 하수

하수(sewage)란 생활폐수와 산업폐수를 총칭한 것으로 산업발달과 도시팽창에 따라 증가하고 있다. 하수에는 병원균과 기생충란 등이 존재할 위험성이 있으며 기타 유기물질과 무기물질을 다량 함유하고 있다. 하수는 수질오염과 토양오염의 원인으로 작용하고 있다.

1) 하수처리

하수처리는 물과 폐기물의 분리과정이라 할 수 있다. 하수처리에는 ① 예비처리, ② 본처리, ③ 슬러지 처리로 이루어진다(그림 7-2).

(1) 예비처리

① 스크린(screen) 처리: 스크린 처리는 철제의 막대기를 2.5cm 이상 간격으로 수로의 밑면에 대해 30도 경사지게 배치하여 주로 부유물질을 제거하기 위한 처리방법이다. 스크린은 bar screen과 fine screen이 있다. bar screen은 큰 부유물질을 제거하기 위한 것으로 봉상, 격자상 구조이며 유효간격은 20~25mm이다. fine screen은 망상구조로 bar screen보다 미세하여 유효간격이 0.1~0.5mm이며 모양이 다양하여 drum type, disc type, wing type, band type 등이 있다.

② 침사지(grit chamber): 침사지는 수로의 폭을 넓히고 하수의 유속을 느리게 하여 무거운 무기물질을 침전시키는 것을 의미한다. 비중 2.65, 직경 0.2mm 이상의 토사를 제거하고자 할 경우에는 침사지의 평균유속은 0.15~0.30m/sec, 체류시간 30~60sec, 수면적 부하 1,800m3/m2/day 정도이다.

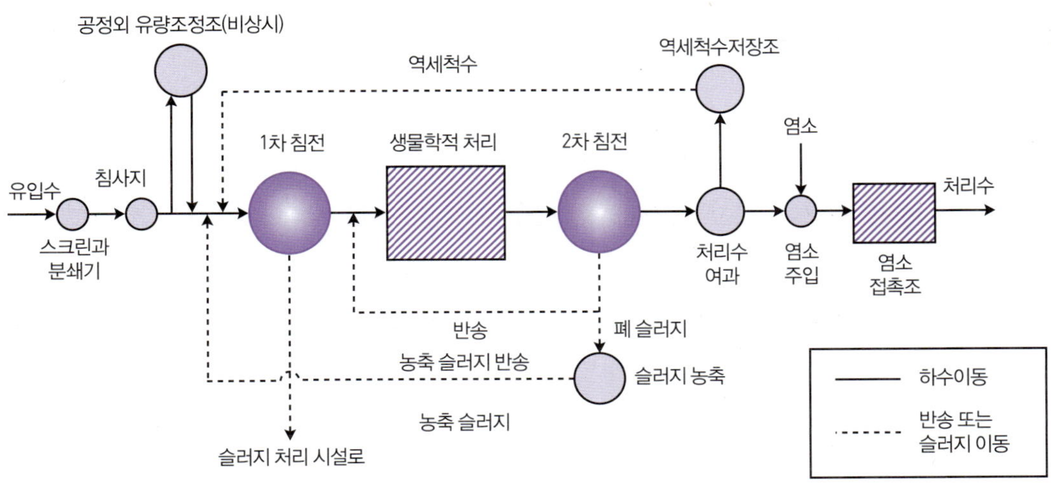

그림 7-2 • 하수처리장 흐름도

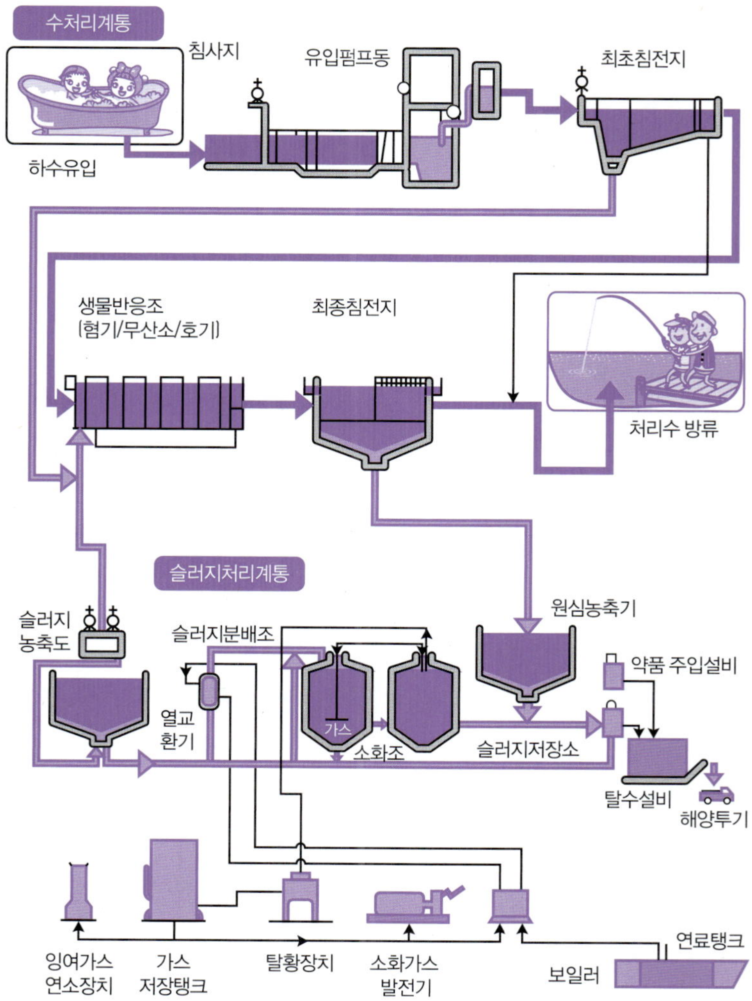

그림 7-2 • **하수처리장 흐름도(계속)**

③ 침전지: 침전지는 물의 속도가 완만해지도록 설계되어 있는 조(槽)를 통과할 때 물 속의 불순물이 가라앉는 현상을 이용한 것으로 보통 제거율이 30~60% 정도이다. 하수의 예비처리, 희석처리, 간이처리 등에 사용된다. 침전지는 직사각형, 원형인 것이 많고, 하수를 체류시키는 시간은 30분~3시간, 평균유속 0.3~0.6m/min 범위이다.

(2) 본처리

생물학적 처리인 본처리는 호기성 미생물 및 혐기성 미생물의 분해처리에 의한 방법으로 운영비, 건설비 등이 저렴하여 대도시 하수처리에 많이 활용된다.

① 호기성 처리(aerobic treatment): 호기성 처리법에는 활성 슬러지법과 살수여상법이 대표적이며

혐기성 처리는 메탄가스 발생이 많으나 호기성 처리는 이산화탄소의 발생이 많다. 또한 호기성 처리 시 SO_2, NO_2 등도 발생한다.

가. **활성 슬러지법(activated sludge process)**: 호기성 처리의 가장 대표적인 것은 활성 슬러지법으로 가장 발전된 하수처리법이다. 호기성 세균이 풍부하게 함유된 활성 슬러지를 하수량의 25% 정도 먼저 하수에 주입시킨 후 충분한 공기를 보내 교반작용을 일으킴으로써 수중 부유물을 처리하는 방법이다.

중요한 폭기조건은 활성 슬러지의 혼합률, 폭기의 시간, BOD 부하 등 세 가지이다. 근래 도시하수의 처리에 가장 많이 이용되고 있는 활성 슬러지법의 장점(특징)으로는 대용량 규모의 폐수처리, 경제적이며 처리면적이 적어도 가능, 비교적 안정된 처리 효율 등이 있으며, 단점으로는 잉여 슬러지 과다, 유량 및 수질 변동에 취약, 운영관리 기술의 요구 등이 지적된다.

나. **살수여상법(trickling filter method)**: 살수여상법이란 일차 처리된 하수를 자갈에 뿌려주는 것이다. 살수여상법은 일명 통성 혐기성 처리(facultative system)라고도 하는데 주로 대도시에서 이용되고 있으나 기온의 영향을 많이 받는다. 소규모 공장지대에서 사용하기에 적합하다.

살수여상법을 활용하기 위해서는 침전지(최초) → 살수여상 → 침전지(최종) → 소화조 등의 설비가 필요하다. 살포방식에는 분수식, 주행식, 회전식 등이 있다. 살수여상법의 장점으로는 폭기에 동력이 필요없고, 건설비와 유지비가 적으며, 운전이 간편하며, 폐수의 수질이나 수량변동에 덜 민감하고, 온도에 의한 영향이 적으며, bulking 문제가 없으며, 슬러지 반송이 필요없다 등 이다. 단점은 여름철에 위생해충의 발생과 악취가 심하며 높은 수압이 필요하다는 것이다.

활성 슬러지법과 살수여상법은 하수처리의 2대 방법인데 최근 선진국들의 도시 하수처리는 거의 대부분이 활성 슬러지법을 사용하고 있다. 두 가지를 비교해 보면,

- 활성 슬러지법은 운전관리가 힘들고 고도의 숙련을 요구한다.
- 활성 슬러지법은 면적을 적게 차지하고 경제적이다.
- 살수여상법은 나비, 파리 등이 발생한다(특히 폐쇄 시).
- 살수여상법은 높은 수압의 bed를 필요로 한다.
- 살수여상법은 수량이 급변해도 대처하기 용이하다.

다. 산화지법 또는 안정지(oxidation or stabilization pond): 자정작용의 생물학적, 화학적, 물리학적 과정에 의해 하수를 처리하도록 하는 방법이다. 일정한 장소에 하수를 20~30일 동안 저장하게 되면 세균은 유기물 분해를 시작하게 된다. 이때 탄산가스, 암모니아 등의 무기물로 조류가 증식하게 되고 일광작용(광합성)에 의해 산소가 방출되어 호기적 상태가 유지된다. 산화지법은 광대한 면적을 필요로 하기 때문에 잘 사용하지 않는다.

라. 관개법(irrigation field): 관개법은 가장 오래된 하수처리 방법으로 질화작용(nitrofication)을 이용하여 하수에 있는 단백질을 분해하게 된다. 비료효과가 있는 질소 성분인 하수를 논밭에 간헐적으로 공급한다. 강우량이 적은 미국 서부 지역에서는 상당한 지역에 하수를 관개에 허용하고 있다.

② 혐기성 처리법(anaerobic disposal): 유기물을 환원적으로 분해, 소화시키므로 생물환원법, 혐기성 소화법이라고도 한다. 소화에 의해 최종적으로 메탄(CH_4), CO_2, H_2S, NH_3 등이 발생한다. 혐기성 처리는 유기물 농도가 높은 하수에 사용되거나 또는 호기성 처리, 슬러지 처리의 전단계로 사용된다. 혐기성 처리법에는 부패조와 임호프조가 있다(그림 7-3).

부패조(septic tank)에 가정하수의 경우 24시간 체류시키고 다수인이 사용한 하수의 경우 8~12시간 체류시킨다. 부패조는 충분한 정화를 기대할 수 없을 뿐만 아니라 악취가 발생하고 유출수가 흑색인 결점이 있다. 부패조는 일반적으로 소규모의 처리에만 사용될 뿐이다.

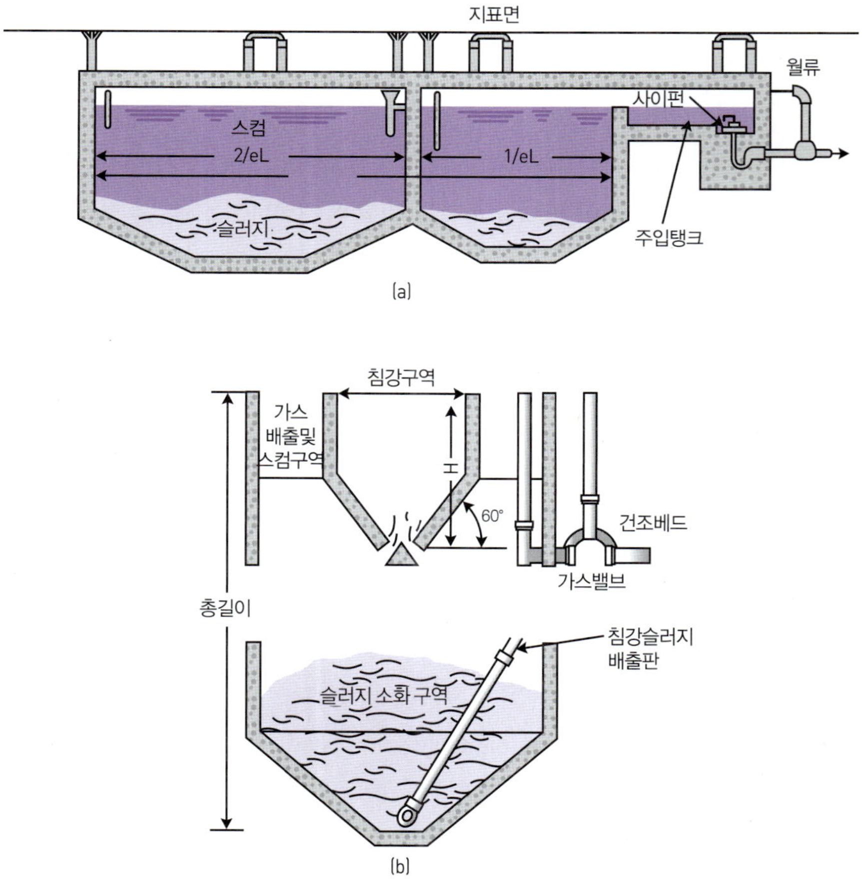

그림 7-3 • 부패조(a)와 임호프조(b)

임호프조(imhoff tank)는 정화조라고도 하며 부패조의 결점을 보완하여 2단조(two-storyed tank)로 되어 있는데 침전실(sedimentation compartment)은 부패작용이 없이 고체, 액체의 분리작용을 하고 침사실(sludge compartment)에서는 발생한 가스(NH_4)와 부사가 상층 침전실로 역류할 수 없다. 가스 출구에 검은 거품이 생겨 위생상 문제가 야기되므로 소규모 하수처리나 공장폐수 처리법에 사용된다.

③ 소독(disinfection): 하수 중 병원성 세균(미생물)의 제거에는 다량의 염소가 필요하다. 염소 주입량은 대장균군의 감소 또는 대장균수에 의해 결정되는데 보통

가. 침전하수: 10ppm 내외

나. 살수여상 유출하수: 3~7ppm 대장균 99.9% 감소

다. 간헐사 유출하수: 2ppm

라. 활성 슬러지 유출수: 5ppm 주입이 요구된다. 일반적으로 virus는 50~100ppm에서 사멸된다.

(3) 슬러지 처리

슬러지 처리(sludge disposal)는 하수처리 과정 중 슬러지의 종류에 따라서 처리방법에 차이가 있을 수 있으나 일반적으로 육상투기, 해양투기, 소각법, 사상건조법, 소화법 등이 있다.

사상건조법이란 슬러지를 모래 위에 말려서 이용하는 방법으로 비료 등으로 이용할 수 있으며, 소화법이란 소화탱크에 슬러지를 넣어서 혐기성 부패를 일으키게 하여 유기물을 분해 안정화시키고 병원미생물을 사멸시키는 방법으로서 충분히 소화된 슬러지는 사상건조법과 마찬가지로 비료화할 수 있으며, 나머지는 해양이나 육상투기를 할 수도 있다.

(4) 하수오염 측정

하수의 오염도를 측정하는 방법은 생물학적 산소요구량(BOD), 화학적 산소요구량(COD), 용존산소량(DO) 등으로 알 수 있다.

2) 개인 하수처리

개인 하수처리는 도시하수처리시설이 되어 있지 않은 농촌지역에서 주로 이용된다. 하수처리는 환경을 더럽히지 않으며 미관상 불쾌해서는 안 되며 악취가 발생하지 못하도록 해야 한다. 또한 우물물, 상수원이 오염되지 않도록 해야 하며 쥐, 곤충의 서식처가 되지 않도록 각별한 주의가 요망된다. 개인 하수처리법으로는 지하침투법, 침투조, 지하모래여과, 개방모래여과 등의 방법이 있다.

지하침투법(토양흡수법, soil absorption)은 정화조의 유출수를 처리하는 방법의 하나로 자연배수가 가능하고 토양은 침투성이 좋아야 한다. 따라서 토양은 모래흙이 가장 좋다.

침투조(seepage pite)는 미처리 하수를 직접 주입시키는 것으로 지하수를 오염시킬 가능성이

있는 장소는 피하는 것이 좋다. 이상적인 설치장소는 토양의 상부는 불침투성이며 하부는 침투성인 것이 존재하는 곳이다.

지하모래여과(subsurface sand filter)는 토양의 침투성이 없는 곳에서 효과적일 수 있다. 개방모래여과(open sand filter)는 지하수위가 높은 곳에 이용하면 좋다. 지표면에 암석이 많은 곳은 지하모래여과법이 곤란하므로 간헐개방식여과법이 사용된다.

3) 하수도

(1) 합류식 하수도(combined sewer system)

하수를 빗물과 함께 운반하도록 한 시설로 우리나라는 이 방법을 채택하고 있다.

(장점)

① 건설비가 적게 들고 시공이 용이하다.
② 빗물로 인해 하수도가 자연히 청소된다.
③ 하수관이 크므로 공사나 청소, 점검이 용이하다.
④ 빗물로 오염도가 희석된다.

(단점)

① 맑은 날이 계속되면 악취가 나고 세균 번식의 가능성이 높다.
② 빗물이 많게 되면 하수처리능력보다 하수량이 많아 불완전 처리를 하거나 방류시키게 된다.
③ 천수를 별도로 이용할 수 없다.

(2) 분류식 하수도(separate sewer system)

빗물을 따로 운반할 수 있도록 시설을 별도로 만든 것이다.

(3) 공통조(mixed system)

상수도, 도시가스, 전화, 전기 등과 함께 하수도를 설치하는 것이다.

4) 방류수의 수질기준

우리나라의 수질환경기준을 표 7-3에, 그리고 공공하수처리장의 방류수질기준은 표 7-4에 정리하였다. 방류수질기준에는 생태독성 항목이 추가되었다.

표 7-3 • 수질환경 기준(하천)

① 하천

(사람의 건강보호 기준)

항목	기준값(mg/L)
카드뮴(Cd)	0.005 이하
비소(As)	0.05 이하
시안(CN)	검출되어서는 안 됨(검출한계 0.01)
수은(Hg)	검출되어서는 안 됨(검출한계 0.001)
유기인	0.05 이하
폴리크로리네이티드비페닐(PCB)	0.05 이하
납(Pb)	0.5 이하
6가크롬(Cr^{6+})	0.004 이하
음이온계면활성제(ABS)	0.3 이하
사염화탄소	0.04 이하
1,2-디클로로에탄	0.03 이하
테트라클로로에틸렌(PCE)	0.04 이하
디클로로메탄	0.02 이하
벤젠	0.01 이하
클로로포름	0.08 이하
디에틸헥실프탈레이트(DEHP)	0.008 이하
안티몬	0.02 이하

(생활환경 기준)

등급		수소 이온 농도 (pH)	생물화학적 산소 요구량 (BOD) (mg/L)	화학적 산소 요구량 (COD) (mg/L)	부유 물질량 (SS) (mg/L)	용존 산소량 (DO) (mg/L)	총인 (T-P) (mg/L)	대장균(군수/100mL) 총 대장균군	대장균(군수/100mL) 분원성 대장균군
매우 좋음	Ia	6.5~8.5	1 이하	2 이하	25 이하	7.5 이상	0.02 이하	50 이하	10 이하
좋음	Ib	6.5~8.5	2 이하	4 이하	25 이하	5.0 이하	0.04 이하	500 이하	100 이하
약간 좋음	II	6.5~8.5	3 이하	5 이하	25 이하	5.0 이상	0.1 이하	1,000 이하	200 이하
보통	III	6.0~8.5	5 이하	7 이하	25 이하	5.0 이하	0.2 이하	5,000 이하	1,000 이하
약간 나쁨	IV	6.0~8.5	8 이하	9 이하	100 이하	2.0 이상	0.3 이하	–	–
나쁨	V	6.0~8.5	10 이하	11 이하	쓰레기 등이 떠있지 아니 할것	2.0 이상	0.5 이하	–	–
매우 나쁨	VI	–	10 초과	11 초과	–	2.0 미만	0.5 초과	–	–

• 비고

1. 등급별 수질 및 수생태계 상태

① 매우 좋음: 용존산소가 풍부하고 오염물질이 없는 청정상태의 생태계로 여과 살균 등 간단한 정수처리 후 생활용수로 사용할 수 있음.
② 좋음: 용존산소가 많은 편이고 오염물질이 거의 없는 청정상태에 근접한 상태계로 여과 침전 살균 등 일반적으로 정수처리 후 생활용수로 사용할 수 있음.
③ 약간 좋음: 약간의 오염물질은 있으나 용존산소가 많은 상태의 다소 좋은 생태계로 여과 침전 살균 등 일반적인 정수처리 후 생활용수 또는 수영 용수로 사용할 수 있음
④ 보통: 보통의 오염물질로 인하여 용존산소가 소모되는 일반 생태계로 여과, 침전, 활성탄 투입, 살균 등 고도의 정수처리 후 생활용수로 이용하거나 일반적 정수처리 후 공업용수로 사용할 수 있음.
⑤ 약간 나쁨: 상당량의 오염물질로 인하여 용존산소가 소모되는 생태계로 농업용수로 사용하거나, 여과, 침전, 활성탄 투입, 살균 등 고도의 정수처리 후 공업용수로 사용할 수 있음.
⑥ 나쁨: 다량의 오염물질로 인하여 용존산소가 소모되는 생태계로 산책 등 국민의 일상생활에 불쾌감을 유발하지 아니하며, 활성탄 투입, 역삼투압 공법 등 특수한 정수처리 후 공업용수로 사용할 수 있음.
⑦ 매우 나쁨: 용존산소가 거의 없는 오염된 물로 물고기가 살기 어려움.
⑧ 용수는 당해 등급보다 낮은 등급의 용도로 사용할 수 있음.
⑨ 수소이온농도(pH) 등 각 기준항목에 대한 오염도 현황, 용수처리방법 등을 종합적으로 검토하여 그에 맞는 처리방법에 따라 용수를 처리하는 경우에는 당해 등급보다 높은 등급의 용도로도 사용할 수 있음.

② 호소

(생활환경 기준)

등급		기준							
		수소 이온 농도 (pH)	생물화학적 산소 요구량 (BOD) (mg/L)	화학적 산소 요구량 (COD) (mg/L)	부유 물질량 (SS) (mg/L)	용존 산소량 (DO) (mg/L)	총인 (T-P) (mg/L)	대장균(군수/100mL)	
								총 대장균군	분원성 대장균군
매우 좋음	Ia	6.5~8.5	1 이하	2 이하	25 이하	7.5 이상	0.02 이하	50 이하	10 이하
좋음	Ib	6.5~8.5	2 이하	4 이하	25 이하	5.0 이하	0.04 이하	500 이하	100 이하
약간 좋음	II	6.5~8.5	3 이하	5 이하	25 이하	5.0 이상	0.1 이하	1,000 이하	200 이하
보통	III	6.0~8.5	5 이하	7 이하	25 이하	5.0 이하	0.2 이하	5,000 이하	1,000 이하
약간 나쁨	IV	6.0~8.5	8 이하	9 이하	100 이하	2.0 이상	0.3 이하	–	–
나쁨	V	6.0~8.5	10 이하	11 이하	쓰레기 등이 떠있지 아니 할것	2.0 이상	0.5 이하	–	–
매우 나쁨	VI	–	10 초과	11 초과	–	2.0 미만	0.5 초과	–	–

• 비고

1. 총인, 총질소의 경우 총인에 대한 총질소의 농도비율이 7미만일 경우에는 총인의 기준을 적용하지 아니 하며, 그 비율이 16이상일 경우에는 총질소의 기준을 적용하지 아니한다.
2. 등급별 수질 및 수생태계 상태는 가목(2) 비고란 제1호와 같다.
3. 상태(캐릭터) 도안 모형 및 도안 요령은 가목(2) 비고란 제2호와 같다.

다. 지하수

환경기준항목 및 수질기준은 먹는물 관리법 제5조 및 수도법 제 18조의 규정에 의하여 환경부령이 정하는 수질기준을 적용한다. 다만, 환경부장관이 고시하는 지역 및 항목은 적용하지 아니한다.

③ 해역

(생활환경)

등급	기준						
	수소이온 농도(pH)	화학적 산소 요구량(COD) (mg/L)	용존 산소량 (DO)(mg/L)	총대장균군 (총대장균군수 /100mL)	용매추출 유분 (mg/L)	총질소 (mg/L)	총인 (mg/L)
	7.8~8.3	1 이하	7.5 이상	1,000 이하	0.01 이하	0.3 이하	0.03 이하
	6.5~8.5	2 이하	5 이상	1,000 이하	0.01 이하	0.6 이하	0.05 이하
	6.5~8.5	4 이하	2 이상			1.0 이하	0.09 이하

(사람의 건강보호)

등급	항목	기준(mg/L)
전수역	6카크롬(Cr^{6+})	0.05
	비소(As)	0.05
	카드뮴(Cd)	0.01
	납(Pb)	0.05
	아연(Zn)	0.1
	시안(CN)	0.02
	수은(Hg)	0.01
	폴리클로리네이티드비페닐(PCB)	0.0005
	다이아지논	0.02
	파라티온	0.06
	말라티온	0.25
	1.1.1트리클로로에탄	0.1
	테트라클로로에틸렌	0.01
	트리클로로에틸렌	0.03
	디클로로메탄	0.02
	벤젠	0.01
	페놀	0.005
	음이온계면활성제(ABS)	0.05

• 비고

1. 등급 I 은 참돔 방어 및 미역 등 수산생물의 서식 양식 및 해수욕에 적합한 수질을 말한다.
2. 등급 II 는 해양에서의 관광 및 여가선용과 숭어 및 김 등 등급 I 의 해역에서 서식 양식에 적합한 수산생물 외의 수산생물의 서식 양식에 적합한 수질을 말한다.
3. 등급 III 은 공업용 냉각수, 선박의 정박 등 기타 용도로 이용되는 수질을 말한다.

표 7-4 ● 공공하수처리시설의 방류수 수질기준(2012년 1월 1일부터 적용)

<table>
<tr><th colspan="2">구분</th><th>생물화학적 산소요구량 (BOD) (mg/L)</th><th>화학적 산소요구량 (COD) (mg/L)</th><th>부유물질 (SS) (mg/L)</th><th>총 질소 (T-N) (mg/L)</th><th>총인 (T-P) (mg/L)</th><th>총 대장균군수 (개/mL)</th><th>생태 독성</th></tr>
<tr><td rowspan="4">1일 하수처리 용량 500㎥ 이상</td><td>Ⅰ지역</td><td>5 이하</td><td>20 이하</td><td>10 이하</td><td>20 이하</td><td>0.2 이하</td><td>1,000 이하</td><td rowspan="6">1 이하</td></tr>
<tr><td>Ⅱ지역</td><td>5 이하</td><td>20 이하</td><td>10 이하</td><td>20 이하</td><td>0.3 이하</td><td rowspan="5">3,000 이하</td></tr>
<tr><td>Ⅲ지역</td><td>10 이하</td><td>40 이하</td><td>10 이하</td><td>20 이하</td><td>0.5 이하</td></tr>
<tr><td>Ⅳ지역</td><td>10 이하</td><td>40 이하</td><td>10 이하</td><td>20 이하</td><td>2 이하</td></tr>
<tr><td colspan="2">1일 하수처리용량 500㎥ 미만 50㎥ 이상</td><td>10 이하</td><td>40 이하</td><td>10 이하</td><td>20 이하</td><td>2 이하</td></tr>
<tr><td colspan="2">1일 하수처리용량 50㎥ 미만</td><td>10 이하</td><td>40 이하</td><td>10 이하</td><td>40 이하</td><td>4 이하</td></tr>
</table>

• 비고

1. 공공하수처리시설의 페놀류 등 오염물질의 방류수수질기준은 해당 시설에서 처리할 수 있는 오염물질 항목에 한하여 『수질 및 수생태계 보전에 관한 법률시행규칙』 발표 13 제2호나목 페놀류 등 수질오염물질 표 중 특례지역에 적용되는 배출허용기준 이내에서 그 처리시설의 설치사업 시행자의 요청에 따라 환경부장관이 정하여 고시한다.
2. 1일 하수처리용량이 500㎥ 미만인 공공하수처리시설의 겨울철(12월 1일부터 3월 31일까지의 총질소와 총안의 방류수수질기준은 2014년 12월 31일까지 60mg/L 이하와 8mg/L 이하를 각각 적용한다.
3. 다음 각 지역에 설치된 공공하수처리시설의 방류수수질기준은 총대장균군수를 1,000개/mg 이하로 적용한다.
   가. 『수질 및 수생태계 보전에 관한 법률 시행규칙』 별표 13에 따른 청정지역
   나. 『수도법』 제7조에 따른 상수원보호구역 및 상수원보호구역의 경계로부터 상류로 유하거리(流下距 離) 10km 이내의 지역
   다. 『수도법』 제3조제17호에 따른 취수(取水)시설로부터 상류로 유하거리 15km 이내의 지역
4. 영 제4조제3호에 따른 수변구역에 설치된 공공하수처리시설에 대하여는 1일 하수처리용량 $50m^2$ 이상인 방류수수질기준을 적용한다.
5. 생태독성의 방류수수질기준은 물벼룩에 대한 급성 독성시험을 기준으로 하며, 다음의 요건에 해당하는 공공하수처리시설에만 적용한다.
   가. 『수질 및 수생태계 보전에 관한 법률 시행규칙』 별표 4 제2호의 3), 12), 14), 17)부터 20)까지, 23), 26), 27), 30), 31), 33)부터 40)까지, 46), 48)부터 50)까지, 54), 55), 57)부터 60)까지, 63), 67), 74) 75) 및 80)에 해당하는 폐수배출시설에서 배출되는 폐수가 유입될 것
   나. 1월 하수처리용량이 500㎥ 이상일 것

(지역구분)

구분	범위
Ⅰ지역	가. 『수도법』 제7조에 따라 지정 공고된 상수원보호구역 나. 『환경정책기본법』 제22조 1항에 따라 지정 고시된 특별대책 지역 중 수질보전 특별대책지역으로 지정 고시된 지역 다. 『한강수계 상수원 수질개선 및 주민지원 등에 관한 법률』 제4조 1항,『낙동강 수계 물관리 및 주민지원 등에 관한 법률』 제4조 제1항, 『금강수계 물관리 및 주민지원 등에 관한 법률』 제4조 제1항 및 『영산강 성진강수계 물관리 및 주민지원 등에 과한 법률』 제4조 1항에 따라 각각 지정 고시된 수변구역 라. 『새만금사업 촉진을 위한 특별법』 제2조 제1호에 따른 새만금사업지역으로 유입되는 하천이 있는 지역으로서 환경부장관이 정하여 고시하는 지역
Ⅱ지역	『수질 및 수생태계 보전에 관한 법률』 제22조 제2항에 따라 고시된 중권역 중 화학적 산송구량(COD) 또는 총인(T-P)의 수치가 같은 법 제24조 제2항 제1호에 따른 목표기준을 초과하였거나 초과할 우려가 현저한 지역으로서 환경부장관이 정하여 고시하는 지역
Ⅲ지역	『수질 및 수생태계 보전에 관한 법률』 제22조 제2항에 따라 고시된 중권역 중 한강 금강 낙동강 영산강 섬진강 수계에 포함되는 지역으로서 환경부장관이 정하여 고시하는 지역(Ⅰ지역 및 Ⅱ지역을 제외한다)
Ⅳ지역	Ⅰ지역, Ⅱ지역 및 Ⅲ지역을 제외한 지역

5) 부영양화 및 적조현상

부영양화(eutrophication)란 물속에 영양염류[질소(N), 인(P)]가 과량으로 유입되어 녹색식물의 성장을 촉진시켜줌으로써 수질에 이상이 생기는 현상을 말한다. 부영양화의 사전대책으로는 ① 화학비료 시비와 하수도를 재검토하여 토양의 정화력을 재평가하고, ② 유기오염물질을 비료로 쓸 수 있도록 기술을 개발하고, ③ 합성세제의 P(인)성분을 제거하고, ④ 하수, 가축오물, 공장폐수의 처리기술을 증강시켜 사전에 영양염류의 유입을 막아야 한다.

적조(red tide)현상이란 일반적으로 미세한 식물성 플랑크톤이 바다에 무수히 발생해서 해수가 적색을 띠는 현상을 말하며, 해역오염의 중요한 문제점으로 수산피해를 가져온다. 임해공업단지의 공장폐수와 연안도시의 도시하수가 유입되어 수온의 상승, 염분농도의 저하, N · P 등의 영양염류의 증가로 인하여 발생한다고 추정되며 해류가 정체할 때 더욱 촉진된다. 특히 영양염류로서 N과 P의 농도비가 10~15: 1 정도가 될 때 식물성 플랑크톤이 크게 번식하여 적조현상을 일으킨다.

적조는 ① 여러 경로를 통한 질소 · 인 등 영양염류의 유입이 많아졌을 때, ② 충분한 일사량으로 광합성 작용이 활발해져 조류(algae)의 대량번식이 이루어질 조건이 형성되었을 때, ③ Fe, Cu, Mn, Ni 등 미량 금속이나 비타민 등 유기물질의 작용과 수온, 염분, pH 등이 적합할 때, ④ 무풍상태가 계속되어 해수의 유동이 없을 때에 주로 발생한다.

[7] 수질검사

수질검사에는 이화학적 · 세균학적 · 생물학적 시험의 세 가지가 있다.

이화학적 시험은 수중의 부유물 · 용해성분의 종류 및 양을 측정하는 시험인데, 비교적 단시간 내에 정확한 조사가 되는 장점이 있다. 독물의 확인은 이 시험 이외에는 방법이 없으므로 독물오염에 관련된 검사에 있어서 중요한 검사이다. 또 하수 · 공장폐수로 오염되면 각각 오염원에 특유의 성분이 증가하기 때문에 오염의 성질 · 양을 판단할 때도 반드시 필요한 검사이다. 이화학적 시험에 의해서 얻어진 지식은 정수작업의 적부를 판단하거나 처리방법을 조정하기 위한 중요한 자료가 된다.

세균학적 시험은 수중의 세균류, 그 중에서 특히 대장균이 배양될 수 있는 적당한 영양분 · 온도를 주어서 그 결과 수량이나 존재여부를 측정하는 시험이다. 이 시험의 최대 장점은 하수 · 분뇨에 의한 오염을 가장 예민하게 탐지할 수 있다는 것이며 따라서 위생학적 안전성을 보증하는 가장 좋은 방법이다. 대장균은 감염병균은 아니지만 분뇨 속에 무수히 포함되어 있으므로 이 균이 검출되는 물에는 직 · 간접으로 분뇨가 혼입되는 것으로 추정할 수 있다. 따라서 이 물에는 소화기계통의 감염병균도 들어 있을 가능성이 있으므로 음료로서 부적당하다고 판정된다. 세균시험은 또 정수처리 과정에서 세균 제거효율을 측정할 때에도 사용된다. 그러나 세균학 시험에는 결과를 얻기까지 장시간(최저 24시간)이 소요되는 결점이 있다.

생물학적 시험은 생물의 정성, 정량, 독성실험으로 주로 현미경을 사용하여 수중생물의 종류 · 수를 측정하는 시험이다. 그 결과는 생물에 의한 장애를 해결, 생물을 이용하는 처리 방식에 있어서 작업관리의 적부, 처리효율의 점검 · 개선 등을 할 때 사용된다. 또 수생생물은 환경수질에 따라 종류 · 수가 다르다는 사실을 이용해서, 반대로 생물학적 시험의 결과에서 오탁의 정도는 판정할 수도 있다. 특히 생물은 그때까지 오랜 기간의 수질을 반영하고 있으므로 이화학적 시험과 세균학적 시험으로 알 수 없는 과거의 오탁상황을 추정할 수 있다(두산 세계대백과 참조).

1) 수질검사의 요소

(1) 색도, 탁도, 냄새, 맛

색도는 물의 색의 정도를 표시하는 것으로 물의 색은 미생물이나 플랑크톤의 번식, 용해성 물질, 콜로이드성 물질, 오수 또는 공장폐수 등의 유입에 영향을 받는다. 탁도는 물의 탁한 정도를 나타내는 것으로 물이 탁하게 되는 것은 토사 등 부유물질(suspended solid; SS)이나 용존물질의 화학적 변화에 기인한다. 물의 냄새는 오수나 공장폐수 등의 유입, 철관 내면의 도장과 녹, 이끼, 플랑크톤의 번식과 세균류의 발생, 지질, 염소소독 처리 등으로 발생되는데, 일반적으로 저온의 물에서는 냄새가 없거나 적으며 온도가 높아지면 비로소 냄새가 나는 것이 보통이다.

(2) pH

수소이온농도를 의미하는 pH는 6.0~8.0이 어류의 생존에 가장 적합한 농도이다. 물의 pH는 유리탄산과 탄소염의 농도에 따라 산성(pH 7 이하), 중성(pH 7), 알칼리성(pH 7 이상)으로 구분된다. 지표수의 경우 CO_2 함유량이 적으므로 알칼리성이고 지하수는 CO_2 함유량이 많아 약산성이다.

(3) 용존산소

용존산소(dissolved oxygen; DO)란 물 속에 존재하는 산소량을 의미한다. 수중에 산소를 소비하는 물질, 즉 유기 물질이 많으면 이들이 생화학적으로 산화할 때 용존산소를 이용해서 산화, 분해되기 때문에 DO는 감소하게 되며, 또 황화물, 아황산이온, 제일철이온 등과 같은 무기환원성 물질에 의해서도 DO가 감소하며, 미생물의 호흡작용에 의해서도 DO가 감소한다.

하천에 유기물질이 유입되면 분해과정에서 용존산소는 점차 감소하게 되어 유기물의 양이 영(zero)이 되었을 때에는 용존산소도 최소치가 되는데 이 점을 임계점(critical point 또는 sag point)이라고 한다. 임계점을 지나면 용존산소의 부족량은 공기 중의 산소가 다시 용해되면서 회복된다. 이러한 과정, 즉 처음부터 임계점, 완전회복의 변화과정을 나타내는 곡선이 용존산소곡선(DO sag curve)이다.

유기물질이 하천에 유입된 후 임계점이 결정되는데 영향을 미치는 요인에는 ① 수온, ② 유입된 BOD의 양, ③ 하천의 유량, ④ 하천의 유속 등이 있다.

용존산소는 수온이 낮을수록, 공기와의 접촉표면이 넓을수록, 유속이 빠를수록, 기압이 높을수록 증가하며, 오염된 물은 미생물에 의해 산소소비량이 많아짐에 따라 산소의 함유량이 낮아진다. 호기성 세균은 DO를 소비하지만 조류는 광합성 작용에 의해 산소를 공급함으로 동일한 호수에서도 주간의 DO는 야간의 DO보다 보통 큰 값을 갖는다.

용존산소의 일반적인 특징은 다음과 같다.

① 오염된 물은 용존산소량이 낮다.
② BOD가 높은 물은 용존산소량이 낮다.
③ 수중의 염류 농도가 증가할수록 또는 유기물이 많을수록 용존산소의 농도는 감소한다.
④ 수중의 온도가 높을수록 용존산소의 농도는 감소한다.
⑤ 수면의 교란상태가 클수록, 기압이 높을수록 용존산소량은 증가한다.
⑥ 용존산소량이 적은 물은 혐기성 분해가 일어나기 쉽다.

세계보건기구(WHO)는 용존산소의 기준으로 5ppm(5mg/L) 이상을 제시하고 있다. 수중의 DO가 5ppm 이하가 되면 어류가 생존할 수 없는 오염상태이다.

용존산소는 수질의 자정능력 측정, 물의 오염도 측정(지표), 각 처리단계의 수질기준 판단지표로 활용되기 때문에 매우 중요하다.

(4) BOD(생화학적 산소요구량)

물 속의 유기물질이 호기성 상태에서 미생물에 의해 산화분해되어 안정화되는 데 소모되는 산소량을 말하며 보통 20℃에서 5일간 sample을 배양했을 때 소모된 산소량을 측정하는데 그 값을 BOD 5라고 하며, 일반적으로 **BOD(biochemical oxygen demand)**라고 한다.

BOD의 수치가 높다는 것은 오염도가 높다는 것을 의미하며 이러한 수역은 용존산소의 소비가 많아 혐기성 분해가 일어나서 부패되기 쉬우므로 생물이 사멸되기 때문에 위생상 또는 농수산상 큰 위해를 준다.

WHO의 BOD 권장치는 6ppm 이하로 1급 상수원수는 1ppm 이하, 2급 상수원수는 3ppm 이하, 3급 상수원수는 6ppm 이하이다. 도시하수의 BOD는 200mg/L이며 하천에 있어 BOD가 10ppm이면 혐기성 분해가 일어나 메탄(CH4), 암모니아(NH_3), 황화수소(H2S) 등의 가스가 발생하여 악취가 난다. 어족 보호를 위한 권장 허용량은 5ppm 이하이다. 유기물질이 생물학적으로 완전분해하는 데 필요로 하는 산소량을 BODu 또는 UOD(ultimate oxygen demand)라고 하는데 BOD와의 관계식은 다음과 같다.

$$BODu(UOD) = 1.5\ BOD5 + 4.6NH3$$

(5) COD(화학적 산소요구량)

물 속에 있는 물질을 화학적 반응을 일으켜 강제적으로 분해시킬 때 필요한 산소량을 말한다.

COD 측정에 사용되는 산화제로는 $KMnO_4$(한국, 일본), $K_2Cr_2O_7$(유럽 · 미국)이 있는데 과망간산칼륨($KMnO_4$)은 불안정성, 산화의 불완전, 반응조건에 의한 영향이 크다는 결점이 있으나 짧은 기간에 간편하게 측정할 수 있기 때문에 많이 채택하고 있다.

BOD에서 분해되지 않은 물질도 분해할 수 있으므로 **COD(chemical oxygen demand)**는 BOD보다 좀 더 큰 경향이 있다. COD는 동일 성질의 하수에 대한 유기물 농도의 변화를 알고자 할 때나 BOD 측정시 희석도에 대한 자료를 얻고자 할 때에 응용하면 편리하며, 특히 유독물질을 함유한 공장폐수의 오염도를 알고자 할 때 적당하다. 또한 공공수역의 오염지표로서는 BOD가 일반적이지만 호수나 해양에 대해서는 COD를 오염지표로 삼고 있다.

COD의 특징을 요약해 보면,

① COD는 오염지표로서 폐수 중의 용존산소량으로 표시한다.
② COD는 BOD보다 단시간에 측정이 가능하다.
③ 도시하수의 오염도 판단에는 COD를 측정하는데 도시하수는 무기물을 함유하고 있어 BOD 측정이 불가능하기 때문이다.
④ 주로 COD는 해역, 호수의 수질오염 지표로 이용되고 있다.

COD는 유기물에 독성물질이 함유되어서 BOD를 측정할 수 없을 때에 사용되며, 또한 BOD에 비하여 단시간(약 2시간)에 측정이 가능한 장점이 있다. COD 값은 ① 산화제의 종류와 농도, ② 반응온도, ③ 산(황산) 또는 염기의 첨가량에 의해 크게 영향을 받으며, 사용되는 산화제의 종류에 따라 과망간산칼륨($KMnO_4$)법과 중크롬산칼륨($K_2Cr_2O_7$)법으로 구분되며, 우리나라에서는 과망간산칼륨법을 사용하고 있다.

(6) 질소

질소는 공장폐수, 분뇨, 가정하수에 많이 포함되어 있다. 유기 질소화합물의 분해는 단백질 ⇒ 아미노산 ⇒ 암모니아성 질소(NH_3-N) ⇒ 아질산성 질소(NO_2-N) ⇒ 질산성 질소(NO_4-N)의 과정을 거친다. 암모니아성 질소는 수중의 유기성 물질(하수, 공장폐수, 분뇨 등)이 분해할 때 미생물에 의해 단백분해가 촉진되어 형성되는 것으로 물의 오염을 추정하는 유력한 지표이며, 질산성 질소는 영아에게 메트헤모글로빈혈증(methemoglobinemia)을 일으켜 청색아(blue baby) 증상을 초래하며, 음료수 오염의 지표로 활용된다.

암모니아성 질소가 검출된다는 것은 유기물질의 오염이 있은지 얼마되지 않는다는 것을 의미하며, 또한 하수, 공장폐수, 분변오염을 의심할 수 있다.

(7) 염소이온

자연수는 대체로 염소이온을 함유하고 있는데 지질의 영향, 하수, 공장폐수, 분뇨 등의 유입에 의해 염소이온이 증가하기 때문에 오염을 알 수 있는 지표이다. 그러나 자연수는 대체로 염소이온을 함유하고 있고 이는 대부분이 지질의 영향에 의한 것이다. 특히 해안지방은 해수 영향이 작용한다.

(8) 과망간산 칼륨

$KMnO_4$ 소비량이 많을수록 유기물 오염이 많다는 것을 의미한다. $KMnO_4$ 소비량은 하수, 공장폐수, 분뇨 등 유기성 오염의 유입에 의해 증가하기 때문에 오염의 지표로 활용된다.

$$KMnO_4\ ppm = (a-10) \times \frac{1{,}000}{\text{검수 mL}} \times 0.316 [a: KMnO_4\text{의 소모량(mL)}]$$

(9) 잔류염소

잔류염소에는 살균력이 강한 유리 잔류염소와 결합 잔류염소가 있다. 물의 염소요구량은 수중의 유기물질을 산화시키는 데 필요한 염소의 양을 의미한다.

수도관 파손 등으로 오염될 수 있는 미생물을 소독하거나 급수전에서 나온 물에 스며들어 오염되는 미생물을 소독하기 위해 잔류염소가 필수적이다. 즉 물의 염소요구량이란 수중 유기물질을 산화시킬 때 필요한 염소의 양을 말하므로 이것이 존재하도록 염소요구량보다 많이 주입하여야 한다.

염소로 소독할 때 일단 사멸되었다고 본 세균이 시간이 경과함에 따라 재차 증식하는 부활현상이 발생한다. 따라서 물은 보통 급수전에서 유리 잔류염소가 최소한 0.2mg/L(병원 미생물에 오염되었거나 오염될 우려가 있을 때에는 0.4ppm 이상)을 원칙으로 한다. 그러나 소독제의 과다 투입에 따른 부작용을 방지하기 위해 잔류염소의 상한기준을 WHO는 5mg/L, 미국은 4mg/L로 규정하고 있다. 일반적으로 잔류염소의 상한기준은 4mg/L이다. 잔류염소량의 측정은 O-Tolidine test를 통해 수행한다.

(10) 경도

경도는 물이 석회암으로 흐를 때 용입한 Ca와 Mg가 주된 원인이며 Ca, Mg의 중탄산염, 탄산염, 황산염의 형식으로 유입된다. 경도가 높으면 물맛이 나쁘고 비누의 거품이 일어나지 않으며 보일러 내관에 결석이 형성되어 폭발사고의 원인이 되기도 하고 공업 용수로서도 피해가 크다. 경도에는 총경도(total hardness), 칼슘경도, 마그네슘 경도, 영구경도(permanent hardness), 일시경도 등의 5종이 있다.

경도의 원인이 되는 이온을 전부 또는 일부를 제거하는 것을 물의 연화(water softening)라고 하는데 이에는 석회소다법과 Zeolite법 두 가지가 있다. 칼슘이나 마그네슘이온에 소다회나 소석회를 가하면 침전이나 여과로 제거할 수 있는 탄산칼슘이나 수산화마그네슘으로 되어 나온다.

Zeolite는 물이 그 사이를 통과할 때 이온을 나트륨 이온으로 교환하는 능력을 갖는 화합물이다. Zeolite법은 천연의 Zeolite를 여과재로 이온교환을 하여 Ca, Mg을 제거하는 방법이다.

Zeolite법은 ① 전경도를 제거할 수 있고, ② 장소를 차지하지 않고 침전물이 생기지 않으며, ③ 특히 영구경도에 대해서 효과가 좋다. 그러나 일반적으로 고가이며 탁수에 사용할 수 없는 단점이 있다.

(11) 철

철은 수중에 중탄산염으로 되어 있을 때가 많다. 수중의 철은 주로 지질에 의하거나 또는 철관, 광산, 공장폐수 등이 원인이다. 철분 제거방법은 침전지에 의한 폭기법이 적당하다.

철은 조혈에 꼭 필요한 성분이기는 하지만 과량 함유 시 적색수가 되고 금속 맛이 있어 음료수로서 가치가 감소하게 된다.

(12) 유기인

대표적인 것이 유기인제 농약인 parathion이다. 이는 벼나 보리, 야채 등 농산물의 해충 구제에 쓰이는 농약의 일종이다. parathion을 체중 1kg당 5~10mg을 섭취할 경우 중독을 일으키게 된다.

(13) 대장균군

대장균군은 그람음성의 무아포성의 단간균으로 유당을 분해하고 산과 가스를 형성하는 모든 호기성 또는 통성 혐기성의 균을 말한다. 대장균은 인축의 장관 내에 생존하고 있는 균으로 분변성오염의 지표로 활용되고 있다.

대장균군은 자체가 직접 유해한 것은 아니지만 대장균수를 시험하는 중요한 이유는 대장균은 저항성이 병원균과 동등하거나 또는 그 이상이기 때문이고 또한 분포가 인축의 분변과 공존하는 것을 의미한다. 대장균은 검출법이 간편하고 확실하다. 일반적으로 많이 이용 되고 있는 대장균 지수(coli index)는 대장균군을 검출할 수 있는 최소 검수량의 역수를 의미하며, 최확수(most probable number; MPN)란 검수 100mL 중에 대장균군이 이론상 가장 있을 수 있는 수치를 나타낸다.

대장균군 검사실험은 정성실험과 정량실험으로 구분되며, 정성실험은 ① 추정실험, ② 확정실험, ③ 완전실험 등의 3단계에 걸쳐서 실시되고, 정량실험은 최확수계산법(MPN)에 의하여 실시된다.

2) 먹는물의 수질기준(55개 항목)

우리나라의 먹는물의 수질기준과 수질기준은 표 7-5와 같다.

표 7-5 • 먹는물 수질기준

구분	항목		수돗물(58항)	지하수(47항)	약수터(48항)	먹는해양심층수(54항)	먹는샘물	
							제품수(53항)	원수(48항)
미생물	일반세균	저온 일반세균(21℃)	100/mL	100/mL	100/mL	100/mL	100/mL	20/mL
		중온 일반세균(21℃)				20/mL	20/mL	5/mL
	총대장균군		불검출/100mL	불검출/100mL	불검출/100mL	불검출/250mL	불검출/250mL	불검출/250mL
	분원성대장균군/대장균		불검출/100mL	불검출/100mL	불검출/100mL	–	–	–
	여시니아균		–	–	불검출/2L	–	–	–
	분원성 연쇄상구균					불검출/250mL	불검출/250mL	불검출/250mL
	녹농균					불검출/250mL	불검출/250mL	불검출/250mL
	아황산환원형기성포자형성균					불검출/50mL	불검출/50mL	불검출/50mL
	살모넬라					불검출/250mL	불검출/250mL	불검출/250mL
	쉬겔라					불검출/250mL	불검출/250mL	불검출/250mL
유해영향무기물질	납		0.01mg/L	0.01mg/L	0.01mg/L	0.01mg/L	0.01mg/L	0.01mg/L
	불소		1.5mg/L	1.5mg/L	1.5mg/L	2.0mg/L	2.0mg/L	2.0mg/L
	비소		0.01mg/L	0.01mg/L	0.01mg/L	0.01mg/L	0.01mg/L	0.05mg/L
	세레늄		0.01mg/L	0.01mg/L	0.01mg/L	0.01mg/L	0.01mg/L	0.01mg/L
	수은		0.001mg/L	0.001mg/L	0.001mg/L	0.001mg/L	0.001mg/L	0.001mg/L
	시안		0.01mg/L	0.01mg/L	0.01mg/L	0.01mg/L	0.01mg/L	0.01mg/L
	6가크롬		0.05mg/L	0.05mg/L	0.05mg/L	0.05mg/L	0.05mg/L	0.05mg/L
	암모니아성 질소		0.5mg/L	0.5mg/L	0.5mg/L	0.5mg/L	0.5mg/L	0.5mg/L
	질산성 질소		10mg/L	10mg/L	10mg/L	10mg/L	10mg/L	10mg/L
	카드뮴		0.005mg/L	0.005mg/L	0.005mg/L	0.005mg/L	0.005mg/L	0.005mg/L
	보론		1.0mg/L	1.0mg/L	1.0mg/L	1.0mg/L	1.0mg/L	1.0mg/L
	브론산염		–	–	–	0.01mg/L	0.01mg/L	–
유해영향유기물질	페놀		0.005mg/L	0.005mg/L	0.005mg/L	0.005mg/L	0.005mg/L	0.005mg/L
휘발성유기물질	1.1.1-트리클로로에탄		0.1mg/L	0.1mg/L	0.1mg/L	0.1mg/L	0.1mg/L	0.1mg/L
	테트라클로로에틸렌		0.01mg/L	0.01mg/L	0.01mg/L	0.01mg/L	0.01mg/L	0.01mg/L
	트리클로로 에틸렌		0.03mg/L	0.03mg/L	0.03mg/L	0.03mg/L	0.03mg/L	0.03mg/L
	디클로로 메탄		0.02mg/L	0.02mg/L	0.02mg/L	0.02mg/L	0.02mg/L	0.02mg/L
	벤젠		0.01mg/L	0.01mg/L	0.01mg/L	0.01mg/L	0.01mg/L	0.01mg/L
	톨루엔		0.7mg/L	0.7mg/L	0.7mg/L	0.7mg/L	0.7mg/L	0.7mg/L
	에틸벤젠		0.3mg/L	0.3mg/L	0.3mg/L	0.3mg/L	0.3mg/L	0.3mg/L

표 7-5 • 먹는물 수질기준(계속)

구분		항목	수돗물(58항)	지하수(47항)	약수터(48항)	먹는해양심층수(54항)	먹는샘물	
							제품수(53항)	원수(48항)
유해영향유기물질	휘발성유기물질	크실렌	0.5mg/L	0.5mg/L	0.5mg/L	0.5mg/L	0.5mg/L	0.5mg/L
		1.1 디크클로로 에틸렌	0.03mg/L	0.03mg/L	0.03mg/L	0.03mg/L	0.03mg/L	0.03mg/L
		사염화탄소	0.002mg/L	0.002mg/L	0.002mg/L	0.002mg/L	0.002mg/L	0.002mg/L
		1.4-다이옥산	0.05mg/L	0.05mg/L	0.05mg/L	0.05mg/L	0.05mg/L	0.05mg/L
	농약	다이아지논	0.02mg/L	0.02mg/L	0.02mg/L	0.02mg/L	0.02mg/L	0.02mg/L
		파라티온	0.06mg/L	0.06mg/L	0.06mg/L	0.06mg/L	0.06mg/L	0.06mg/L
		페니트로티온	0.04mg/L	0.04mg/L	0.04mg/L	0.04mg/L	0.04mg/L	0.04mg/L
		카바릴	0.07mg/L	0.07mg/L	0.07mg/L	0.07mg/L	0.07mg/L	0.07mg/L
		1.2-디브로모-3-클로로프로판	0.003mg/L	0.003mg/L	0.003mg/L	0.003mg/L	0.003mg/L	0.003mg/L
	소독부산물	잔류염소(유리잔류염소)	4.0mg/L	–	–	–	–	–
		총트리할로메탄	0.1mg/L	–	–	–	–	–
		클로르포름	0.08mg/L	–	–	–	–	–
		클로랄하이드레이트	0.03mg/L	–	–	–	–	–
		디브로모아세토니트릴	0.1mg/L	–	–	–	–	–
		디클로로아세토니트릴	0.09mg/L	–	–	–	–	–
		트리클로로아세토니트릴	0.004mg/L	–	–	–	–	–
		할로아세틱에시드	0.1mg/L	–	–	–	–	–
		브로모디클로로메탄	0.03mg/L	–	–	–	–	–
		디브로모클로로메탄	0.1mg/L	–	–	–	–	–
심미적영향물질		경도	300mg/L	300mg/L	300mg/L	1,200mg/L	500mg/L	–
		과망간산칼륨소비량	10mg/L	10mg/L	10mg/L	10mg/L	10mg/L	10mg/L
		냄새(소독 외의 냄새)	무취	무취	무취	무취	무취	무취
		맛(소독 외의 맛)	무미	무미	무미	무미	무미	무미
		구리	1.0mg/L	1.0mg/L	1.0mg/L	1.0mg/L	1.0mg/L	1.0mg/L
		색도	5도	5도	5도	5도	5도	5도
		세제	0.5mg/L	0.5mg/L	0.5mg/L	불검출	불검출	불검출
		수소이온농도	5.8~8.5	5.8~8.5	5.8~8.5	5.8~8.5	5.8~8.5	5.8~8.5
		아연	3.0mg/L	3.0mg/L	3.0mg/L	3.0mg/L	3.0mg/L	3.0mg/L
		염소이온	250mg/L	250mg/L	250mg/L	250mg/L	250mg/L	250mg/L
		증발잔류물	500mg/L	500mg/L	500mg/L	500mg/L	500mg/L	–
		철	0.3mg/L	0.3mg/L	0.3mg/L	0.3mg/L	0.3mg/L	–
		망간	0.05mg/L	0.3mg/L	0.3mg/L	0.3mg/L	0.3mg/L	–
		탁도	0.5NTU	1.0NTU	1.0NTU	1.0NTU	1.0NTU	1.0NTU
		황산이온	200mg/L	200mg/L	200mg/L	200mg/L	200mg/L	200mg/L
		알루미늄	0.2mg/L	0.2mg/L	0.2mg/L	0.2mg/L	0.2mg/L	0.2mg/L
		스트론튬	–	–	–	4mg/L	–	

출처: http://gihe.gg.go.kr/01_public/public_10.jsp

04 주택과 건강

[1] 주택위생

우리들은 대부분의 시간을 실내에서 지내게 되므로 주택의 환경은 건강의 기반으로서 매우 중요하다.

1) 주택의 기본적 조건

① 재해방지, ② 생리적 조건만족, ③ 일상생활이 능률적이고 쾌적하게 이루어질 수 있을 것, ④ 질병예방대책, ⑤ 가계상 주거비의 부담이 경제적일 것, ⑥ 정신적 안정감 등이 지적된다.

주택은 물리적 환경에 의해 신체적 건강에 영향을 줄 뿐만 아니라 자존심을 해치고 사기를 저하시키는 등 정신보건상에도 지대한 영향을 준다.

주택의 기본적인 조건은 풍습이나 지역적 특성에 따라 다르지만, 기본적으로 갖추어야 할 4대 조건은 ① 건강성, ② 안전성, ③ 기능성, ④ 쾌적성 등이 있다.

[2] 주택의 보건학적 조건

1) 주택부지

① 지형: 넓은 곳이나 언덕의 중복(中腹)에 위치해야 한다.

② 방향: 남향이 제일 좋고, 동향, 동남향도 좋으나 북향이나 서향은 주택으로서 부적당하다.

③ 지질: 건조하고 물의 침투성이 크며 유기물에 오염되지 않은 사토(砂土)가 적합하다. 또한 지반이 견고한 곳이어야 하며 쓰레기 매립지는 10년이 경과한 뒤에 사용해야 한다.

④ 지하수위: 최소한 1.5m 이상이 되어야 하며, 3m 이상이면 더욱 좋다.

2) 가옥구조

(1) 주택각 부의 구조

① 지붕: 지붕은 방서방한에 중대한 역할을 하고 있으므로 천장을 높이 하고 처마는 길게 뽑아 일광차단, 창문, 벽면의 수열량을 적게 해야 한다. 또한 지붕은 이중으로 하는 것이 좋다.

② 벽: 외벽은 방서, 방한, 방화, 방습, 방음이 잘 되어야 하며, 내벽은 각 실의 경계, 실내의 채광, 환기, 보온, 방음에 중요한 역할을 한다. 벽의 재료는 열전도율이 낮고 통풍이 좋으며 음향전도율이 낮은 것이 좋다.

③ 천정: 너무 높으면 보온에 영향을 주며 너무 낮으면 여름철의 통풍에 지장을 주므로 거실의 천정 높이는 2.1m 이상이 적당하다.

④ 마루: 지면에서 45cm 이상되어야 통기가 잘 된다. 습하면 목재의 부식, 곰팡이류의 번식이 우려된다.

(2) 거실배치

건물의 부지는 북쪽, 남쪽에 정원을 두는 것이 좋다. 항상 이용하는 침실, 거실, 응접실, 어린이방은 남쪽에 위치해야 좋으며 잘 이용하지 않는 부엌, 화장실, 목욕탕은 북쪽에 위치해도 무방하다.

[3] 환기

1) 환기의 의의

환기(ventilation)는 신선한 실외공기와 오염된 실내공기를 교환하여 인체의 유해작용을 방지하는 수단이며, 실내환기를 위해 창의 면적은 그 방 바닥면적의 1/20 이상이어야 한다. 밀폐된 실내에 많은 사람이 장시간 있게 되면 이산화탄소(CO_2)가 증가하고, 특히 국소난방 시 이산화탄소(CO_2), 아황산가스(SO_2)가 발생하므로 악취, 두통, 오심 등 중독증상이 일어날 수가 있고 정신위생적 측면에서도 환기는 중요하다. 실내오염 환기의 지표로 CO_2가 이용되고 있다.

실내공기를 오염시키는 원인으로는 ① 호흡과 기타에 의한 이산화탄소의 증가, ② 연료의 연소 때 나타나는 일산화탄소와 이산화탄소의 증가, ③ 공장이나 도로에서 발생하는 도시공해로 인한 공기오염, ④ 인체와 기타에서 발생하는 열, 냄새, 수증기 등의 증가, ⑤ 먼지, 세균에 의한 오염, ⑥ 흡연 등에 의한 오염 등이다.

환기량이란 1시간 내에 실내에서 교환되는 공기량을 말하는데 환기량은 CO_2, 온도, CO 가스, 유해가스 등으로 측정한다.

2) 환기법

(1) 자연환기법

창문, 문틈을 통해 실외공기와 실내공기가 자연적으로 교환되는 것으로 실내 · 외 온도차에 의해 기체의 확산이나 외기의 풍력에 영향을 받는다. 즉 자연환기는 ① 실내 · 외의 기압차, ② 실내 · 외의 온도차, ③ 실외의 풍속(풍력), ④ 기체의 확산력 등이 원동력이 된다.

환기횟수는 환기량을 거실의 용적으로 나눈 수치로 실내의 공기용적에 따라 다르다. 건축물 내의 온도가 5~10℃ 경우, 한식 주택은 7.5~3.0회, 야옥은 0.25~0.7회가 적당하다.

환기량은 1시간 내 실내에서 교환되는 공기량으로 거실은 $50m^2$/시간/1인, 공장은 $60m^2$/시간/1인, 병실은 $60\sim70m^2$/시간/1인이 적당하다.

실내의 중간 정도에 공기의 유입과 배출이 전혀 없는 압력 0의 지대를 중성대(neutral zone)라고 하는데, 중성대의 위치가 아래일수록 실내 환기는 불량하며 천장쪽에 위치할수록 환기량은 증대된다.

풍력에 의한 환기는 대단히 크고 자연환기의 주력이 되는데 풍압은 풍속의 제곱에 비례한다.

(2) 인공환기법

인공적인 동력환기로 자연환기가 불가능한 대형건축물, 병원, 학교, 공장, 선박, 극장 등에서 기계적 환기에 의한 인공적 환기가 필요하다.

① 동력환기법 · 공기조정법(air conditioning): 공기의 온도, 습도, 기류를 인공적으로 조절하는 방법이다. 공기조정법은 공기의 온도와 습도를 조정할 수 있고 배기의 오염물을 처리하는 여과시설을 일반적으로 갖추고 있기 때문에 보건학적으로 가장 이상적인 방법이라 할 수 있다.

② 배기식 환기법(exhaust ventilation): 선풍기 또는 fan에 의해 흡입 배기하는 방법이다. 배기식 환기법은 오염물 배기나 처리에 유효하다.

③ 송기식 환기법(plenum ventilation): 선풍기 또는 fan에 의해서 신선한 외부공기를 불어넣는 방법으로 실내오염공기가 흩어져서 불쾌감을 초래하기도 한다. 송기식 환기법은 오염물 제거에는 효과가 없으나 신선한 공기를 공급하여 주며 오염물을 희석시킨다.

④ 평형식 환기법(balanced ventilation): 배기식과 송기식을 병용한 환기방법이다. 평형식 환기법에서 고려할 점은 건축구조와의 관련, 실내의 미관, 실내의 열원과의 문제, 진애, 소음 등이다. 평형식 환기법에서 보통 많이 사용하는 방법은 위로부터 수평으로 흡입하고 밑에서 수평으로 배출하는 방법이다.

일반적으로 인공환기법에서 고려되어야 할 사항은 다음과 같다.

- 취기와 오염공기는 신속히 교환하여야 한다.
- 생리적 쾌적감(온도 · 습도)을 느낄 수 있어야 한다.
- 성분이 양호한 신선한 공기가 들어와야 한다.
- 실내의 교환된 공기는 고르게 분포되어야 한다.
- 일시에 많은 양의 찬 공기를 넣지 말아야 한다.
- 교환된 환기로 인하여 실내에 있는 사람에게 불쾌감을 주지 않아야 한다.

[4] 채광과 조명

채광과 조명은 인체의 건강, 정신 상태, 산업능률, 시력 등에 크게 영향을 주며 조명의 효율적인 개선으로 10~30%의 생산능률 증가를 가져온다. 조명의 정도는 활동의 종류나 장소에 따라 각기 다르다. 조명이 적정하지 못하면 주로 눈에 장애를 초래한다. 즉 근시, 안정피로, 안구진탕증, 전광성 안염, 백내장 등이 일어나며 두통, 작업능률의 저하 및 재해발생에도 직 · 간접적인 영향을 미친다.

1) 자연조명

자연조명(natural lighting)은 태양을 광원으로 하여 옥내에 직접조명, 옥내반사, 옥외반사 등

종합적인 작용으로 이루어진다. 자연조명은 연소산물이 없으며 조광의 조성평등으로 눈의 피로가 적은 장점이 있다. 자연조명의 균제도(均齊度)는 평균조도와 최저조도의 차이로 평균조도에 대한 백분율로 나타내는데 30% 이하가 바람직하다.

주택의 자연조명을 위해 창의 방향이 매우 중요하다. 거실이나 방은 남향이 좋으며 작업실은 변화가 적고 조명이 평등한 북향이 좋다. 기본적으로 주택의 일조량은 4시간 이상이 이상적이다. 또한 보통 창의 면적은 방바닥 면적의 1/5~1/7이 좋다. 개각이 클수록 실내는 밝기 때문에 보통 실내 각점의 개각은 4~5°가 적당하다. 입사각 역시 클수록 실내는 밝으며 보통 28°이상이 좋다. 거실의 안쪽길이는 바닥에서 창틀 상단의 1.5배 이하가 좋다.

2) 인공조명

인공조명(artificial lighting)이란 고체, 액체 또는 가스의 연소방법이나 전기에너지로 얻는 방법을 말한다.

(1) 인공조명의 일반적 고려사항

인공조명은 조도 및 그 분포, 눈부심(현휘), 그림자, 광색 등을 일반적으로 고려해야 한다.

인공조명에서 눈부심이란 광선의 과도한 자극에 의해 명시를 방해 받았을 때의 감각을 말한다. 물체의 광휘도가 지나치게 클 경우 눈이 그것에 순응하지 못하므로 생긴다. 즉 눈부심이란 빛과 주위와의 사이에 휘도차가 너무 큰 경우 생기는 감각이다. 따라서 적정조명을 위해 광원이 수평시선과 30°C의 범위 내에 들지 않도록 해야 한다.

인공조명은 보통 낮에는 200~1,000Lux, 밤에는 20~200Lux의 조도가 필요하며 되도록 고르게 분포되어야 한다.

이에 인공조명에서 일반적으로 고려되어야 할 조건은 다음과 같다.

- 조도는 적당한 양의 밝기로서 작업상이나 생활에 충분한 밝기라야 한다.
- 광색은 일광에 가깝고 유해가스 발생이 없어야 한다.
- 취급하기 쉽고 경제적으로 저렴하여야 한다.
- 조도는 시간, 장소에 따라 불변, 균등하여야 한다.
- 폭발 화재의 위험성이 없어야 한다.
- 작업상 광원은 간접조명, 가능하면 직접조명과 간접조명의 중간 형태인 반간접조명이 가장 좋으며 좌상방에서 비추는 것이 좋다.

[5] 난방과 냉방

의복으로 체온을 조절할 수 있는 범위는 10~26°C이므로 냉방은 26°C 이상에서 난방은 10°C 이하의 온도에서 필요하다.

1) 난방

실내 · 외의 온도차는 5~7℃가 좋으며 10℃ 이상의 차이는 해롭다. 우리나라 성인의 경우 겨울철 실내 최적온도는 18℃ 전후이며 노인, 영유아, 환자의 실내 최적온도는 20~22℃가 좋다. 난방(heating)시 습도가 저하되기 때문에 실내 습도조절에 신경을 써야 한다. 습도가 적어지게 되면 비강, 인후 등에 손상을 주어 호흡기계의 이상을 초래하게 된다. 적당한 실내습도는 40~70%이고, 30% 이하의 건조한 상태는 건강에 매우 좋지 않다.

난방방법에는 국소난방과 중앙난방이 있다. 국소난방(partial heating)이란 화로, 전기난로, 석유난로 등의 온원을 실내에 두는 방법으로 연료는 경제적이지만 연료를 실내로 운반하는 불편과 먼지, 연료산물에 의한 실내공기의 오탁 및 화재의 위험성이 있다.

중앙난방(central heating)이란 일정한 장소에서 발열장치로 그 열을 동시에 각 실로 보내 온도조절할 수 있는 방법으로 많은 시설비와 연료가 필요하나 실내공기의 오탁이 없으며 연료를 운반하는 불편이 없다.

난방 시 주의할 점으로는 다음 몇 가지가 지적된다.

- 각 부분의 온도차가 없도록 해야 한다.
- 열의 발생량의 자유로운 조절이 가능하도록 하는 것이 바람직하다.
- 실내 오탁물의 발생이 없으며 습도조절이 가능해야 한다.
- 두부와 족부의 기온의 차가 2~3℃ 이상이 되면 안 된다.

2) 냉방

냉방(cooling)방법에는 국소냉방법과 중앙냉방법이 있다. 국소냉방법은 선풍기, 냉수를 이용하는 방법이 있으며 최근에는 room cooler 또는 air conditioner 등이 가정, 사무실에 보급되고 있다.

중앙냉방법에 의한 공기조정법(carrier system)은 공기의 습도를 표준상태로 유지시켜줄 뿐만 아니라 공기를 정화시키는 장점이 있고, 겨울철에는 난방법으로 이용되기도 한다. 실내공기를 너무 냉각시키면 불쾌감, 피로감, 신체의 저항력이 저하되기 때문에 실내 · 외의 온도차는 5~7℃ 정도가 적당하며 10℃ 이상의 차가 있으면 냉각병, 두통, 신경통, 감기에 쉽게 걸리는 등 인체에 해롭다.

05 의복과 건강

[1] 의복의 개념과 목적

1) 의복위생의 정의

의복위생이란 피복재료의 물리적, 화학적 여러 성질을 가지고 있는 피복을 입음으로써 인체 기능에 미치는 영향을 연구하여 건강의 확보 증진으로 정신적 · 육체적 능력을 최고조로 발휘하도록 실생활에 적용하는 과학을 의미한다. 일반적으로 의복은 ① 체온조절 기능, ② 신체의 청결, ③ 신체의 방어 및 보호, ④ 사회활동 편의, ⑤ 미화 및 표식 등을 목적으로 한다.

2) 의복의 위생학적 성질

(1) 열전도력

공기를 100으로 하였을 때 모직 127, 견사 127, 삼 222, 면 188로서 함기량이 적을수록 열전도력이 높고 보온효과는 떨어진다. 피복의 보온성은 섬유의 열전도력보다는 섬유에 함유되어 있는 공기가 큰 역할을 하므로 열전도력과 함기량과는 반비례한다.

(2) 함기량

의복의 함기량이 적을수록 열전도율이 높아져 보온효과가 적어진다. 직조방식에 따라 달라서 보통 마직은 50%, 목면 70~80%, 모직 90%, 모피 98%의 함기량을 가지고 있다. 함기량은 보온성, 통기성, 흡습성, 방습성과도 관계가 있다.

(3) 압축성(신축성)

압축성이란 피복의 단위면적에 일정한 힘을 가했을 때 그 부피를 축소시킬 수 있는 성능을 의미한다. 모직물은 압축성이 가장 큰 반면 면, 마, 화학섬유가 가장 작다(모직물<견직 물<면직 <마직). 압축성이 큰 의복은 보온성, 탄력성도 크고 주름도 지지 않는다.

(4) 통기성

통기성은 피복재료의 기공의 대소와 다소, 함기량, 직물의 조직, 두께, 풀먹임 등에 따라 달라진다. 따라서 면직물, 견직물은 비교적 통기성이 크고, 모직물 또는 면제품은 비교적 작다.

(5) 보온성

의복의 보온성과 관계있는 것은 의복의 재료, 함기량, 통기성, 열전도율, 색깔, 의복의 모양 등이다. 열전도율이 작은 것이 보온성이 좋고, 함기량, 함수량이 많고 통기량이 적은 것이 보온성이 높다. 대체로 피복재료의 열전도율의 대소는 함기량의 다소와 반비례한다.

(6) 복사열의 투과성

복사열의 흡수, 투과, 반사에 따라 보온성이 달라진다. 자외선의 투과성은 기공이 클수록 잘 된다. 특히 의복의 색깔은 복사열의 투과, 흡수 및 반사에 의해 흡열성에 차이가 난다. 의복 색과 흡열률을 살펴보면 백색 100, 황색 165, 청색 177, 회색 188, 녹색 194, 적색 207, 자색 226, 흑색 250이다.

(7) 흡습성

공기 중의 수증기를 흡수하는 성능은 피복의 재료에 따라 다르다. 직접 피부에 접하는 데 쓰이는 피복재료, 특히 내의나 양말 등의 경우에는 적당한 흡습성이 있어야 한다. 습도 60% 정도일 때 함수량의 순위는 화학섬유<마직<견직<모직의 순이다.

(8) 흡수성

흡수성의 순위는 인조섬유<식물성 섬유<동물성 섬유이다. 외의는 흡수성이 작은 것, 내의는 흡수성이 크며 적당한 속도로 수분을 방산할 수 있는 것이 좋다.

(9) 내열성

열에 가장 약한 것은 화학섬유>목면>마직>양모>견직의 순이다. 광선에 대해서는 견직도 레이온, 나일론처럼 약하며 양모가 가장 약하다.

(10) 오염성

가스, 취기의 흡수성과 오염흡착성으로 구분하며 모직물은 가스를 잘 흡수하나 오물을 투과한다. 또한 목면은 오염되기 쉽고, 모 · 견직물은 잘 오염되지 않는다.

3) 의복의 보온단위

흔히 사용되고 있는 CLO는 의복의 보온력(방한력)의 단위로서 기온 21.1°C, 기습 50%, 기류 10 feet/min에서 신진대사율이 50 kcal/m2/hr로 피부온도가 33.3°C로 유지될 때의 의복의 보온력(방한력)을 1 CLO라 한다.

기온이 8.8°C 하강할 때마다 1 CLO의 보온력의 피복을 더 입어야 한다. 보통 작업복은 약 1 CLO의 열차단의 효과가 있으며, 방한력이 좋은 의복은 4 CLO의 방한력을 가진다.

C.P.Yaglou에 의하면 가장 방한력이 좋은 의복은 4.5 CLO, 방한장갑은 2 CLO, 방한화는 2.5 CLO이다.

4) 의복의 구비조건

의복과 피부표면 사이의 온도와 습도를 의복기후라고 하는데 가장 적당한 온도는 30~32°C, 습도는 40~60%가 적합하다. 의복은 피부의 외부로부터 오염침입을 막을 수 있도록 구성되어야 한다.

외부로부터 기계적 자극, 손상을 막고, 복사열의 반사가 적고 매개 곤충 등에 의한 세심한 주의가 필요하다. 의복은 신체 활동에 편안한 것이어야 하며 지나치게 두꺼워 의복압력이 없도록 해야 한다.

의복은 의복의 목적에 적합하여야 하지만 보건학적으로는 ① 기후조절력(온도, 습도, 기류 등)이 좋고, ② 피부에 피해를 주지 않도록 피부보호력이 커야 하고, ③ 체온조절력이 커야 한다.

[2] 의복기후

1) 의복기후의 의의

인간이 나체로 체온을 조절하기 위해서는 기온이 25~26℃가 유지되어야 하는데 의복에 의해 체온을 조절할 수 있는 외기온의 범위는 10~26℃(18±8℃)로서 10℃ 이하에서는 난방을, 26℃ 이상에서는 냉방을 필요로 한다.

2) 의복과 건강

(1) 의복의 피해

너무 두꺼운 의복을 착용하면 체열방산이 장애되고 과보온에 의한 신진대사의 장애를 초래하여 피부 저항력이 약화되고 기후 순응능력의 발달이 저지되어 울열증이 초래된다. 젖은 의복을 착용할 경우 열전도율이 높아져 급격히 냉각하면 감기가 유발되기도 한다.

(2) 의복의 중량

남자의 경우 겨울철에는 6~7kg, 여름철 3~4kg, 여자의 경우 이것보다 1kg 정도 적다. 의복의 총 중량이 5kg을 초과하면 활동이 부자유스럽다. 겨울철 의복의 중량은 체중의 10% 이하가 가장 이상적이다.

(3) 의복의 오염

의복의 염색원료인 tar계 색소, 아닐닌 색소, 아조 색소 등이 직접 피부에 접촉하여 피부암, 피부염, 전신중독의 요인이 되기도 한다. 또한 의복이 감염병의 매개체 역할을 하여 각종 호흡기질환, 감염성 피부 질환(trachomar virus), 소화기계 질환을 일으키기도 한다.

(4) 의복의 소독

① 일광소독: 건조작용과 자외선 살균작용에 의한 소독

② 열탕소독: 면직물 등을 100℃에서 30분간 자비소독(모견, 나일론 제외)

③ 약물소독: 3% Lysol, 석탄산(20분)

④ 가스소독: 밀폐실에서 35% formalin 가스

⑤ 고압증기 소독: 15Lbs(121.5℃)에서 20분간 실시

06 쓰레기 처리 및 소독

[1] 쓰레기 처리

1) 쓰레기 처리의 개요

쓰레기는 일반적으로 폐기물이라는 말과 혼용되어 사용하고 있으나 폐기물에 속한다고 할 수 있다. 우리나라의 폐기물관리법(1991. 3)에 의하면 일반폐기물과 특정 폐기물로 구분한다. 일반적 통념으로 버리는 것은 모두 폐기물이라 볼 수 있으며, 폐기물에 속하는 것은 쓰레기, 연소재, 슬러지, 폐유, 폐산, 동물의 사체 등 사람의 생활이나 사업활동에 필요 없게 된 물질을 말한다.

특정 폐기물이란 환경 및 사람에게 유해한 산업폐기물로써 폐산, 폐알칼리, 폐유, 폐고무, 폐농약, 폐합성수지, 슬러지, 광재, 분진, 동물의 사체 등을 말하는 것으로 국가가 관리하도록 하고, 일반폐기물은 이러한 특정 폐기물 이외의 가정 쓰레기, 상가 · 사무실 쓰레기, 산업쓰레기 등 국민보건에 유해하지 않은 폐기물로서 시 · 군 · 구청장 등 지방자치단체장이 그것을 적절하게 수집 · 처리할 책임이 있다.

2) 쓰레기의 수집

쓰레기는 위생적으로 수집해서 처리장까지 운반해야 한다. 쓰레기의 수집과 운반은 주로 새벽이나 밤에 하는 것이 좋다. 우리나라의 경우 몇 년 전부터 쓰레기 분리수거를 해오고 있는데 이는 쓰레기의 처분방법을 용이하게 하나 별도의 시설이 요구되고 인건비가 추가되고 수집비가 비싸다는 단점이 있다.

쓰레기를 수집하는 방법에는 민간업자에게 위탁하는 방법과 공공기관에서 직접 운영하는 방법이 있다.

(1) 민간업자에게 위탁하는 경우

(장점)

① 정치적 영향을 받지 않고 수집작업을 기업적으로 할 수 있다.

② 전문가가 담당함으로써 효율적인 운영이 가능하다.

③ 소규모 아파트 단지나 시장에 유용하게 적용된다.

④ 값이 비교적 싸다.

(단점)

① 경제적인 이익만 추구하여 국민보건을 소홀히 할 가능성이 크다

② 쓰레기의 위생관리가 잘 이루어지지 않는다.

③ 위험한 상태에 대한 대책이 느리다.

(2) 공공기관에서 직영으로 하는 경우

(장점)

① 공중보건에 신경을 많이 쓴다.

② 장기계획이 가능하다.

(단점)

① 감독이 자주 바뀌면 일관성이 없다.

② 무능력하고 비전문가가 감독할 가능성이 있다.

③ 정치에 민감하다.

3) 쓰레기의 처분법

(1) 투기법(dumping)

가장 오래된 처리법인 투기는 가장 비위생적인 방법이다. 특히 부엌 쓰레기 또는 혼합 쓰레기를 투기처분하면 악취가 발생하고, 쥐나 파리의 서식처가 되어 감염병 전파의 매개체 역할을 하게 된다. 또한 투기는 도시 미관상 불쾌감을 초래한다. 투기처분 장소는 지역주민의 불평불만이 없는 곳으로 선정해야 하며 생석회 등으로 자주 소독해야 한다. 공공적인 투기처분은 오늘날 거의 하지 않는다.

(2) 위생적 매립법(sanitary landfill)

현재 도시에서 가장 많이 사용하고 있는 것으로서 쓰레기를 홈이나 기타 저지대에 묻고 복토하는 방법이다. 매립경사는 30°C가 적당하다. 쓰레기를 3m 내외의 높이로 매립한 후 24시간 내에 20cm 이상 두께의 흙을 덮어준다. 최종 복토는 60~100cm가 되어야 위생적이다. 매립지는 토지가 안정된 상태가 되었을 때 공원, 골프장, 운동장, 유원지 등으로 사용하며 특히 주택은 지반의 안정성을 위해 10년이 경과한 후에 사용하는 것이 바람직하다. 우리나라의 쓰레기 매립률은 50% 이내이다.

매립지의 선정조건을 살펴보면 다음과 같다.

① 면적이 클수록 좋다(면적 계산: 발생량, 밀도, 압축비).

② 수거차량의 진입이 용이해야 한다.

③ 지하수위가 낮아야 한다(지하수는 지면에서 30cm 이상 깊어야 함).

④ 수거지역과의 거리를 고려할 것(거리가 너무 멀면 비용과다).

⑤ 토양의 성질과 복토문제를 고려할 것.

⑥ 자연재해 장소를 피할 것(지진, 산사태, 단층지대 등).

⑦ 장래의 토지이용 계획을 고려할 것.

(장점)

① 투기처분에 비하면 악취의 발생이나 화재의 위험성이 적고 쥐, 모기, 파리 등의 위생 해충이나 동물의 출현이 적다.

② 쓰레기의 사전분리가 필요없고 비용이 적게 들어 경제적이며 조작이 간단하다.

(단점)

① 항상 주의깊은 감시를 하지 않으면 단순한 투기와 마찬가지인 결과가 되어 버리므로 어떠한 매립일지라도 위생 기술자의 감독이 필요하다.

② 위생적 매립지는 비교적 커야 되므로 도시의 경우 저렴한 가격으로 적당한 장소를 구하기가 힘들다.

③ 혐기성 균에 의한 부패로 CH_4(methane), NH_3(ammonia), H_2S(황화수소) 등의 악취가 발생하고 파이프, 콘크리트관이 부식된다.

④ 지표수 오염, 지하수 오염의 문제가 발생할 수 있다.

(3) 소각법(incineration)

소각은 쓰레기 처리 방법 중 가장 위생적인 방법이다. 소각처분은 화재의 위험성, 대기오염 발생의 원인이 되는 우려가 있다. 현장 소작법은 가정, APT, 공장, 병원 등 소형 간이 소각소 · 소각장에서 즉시 소각하는 방법으로 화재의 위험성과 대기오염의 문제가 발생한다. 소각로에 의한 소각법은 통풍이 잘 되고 유기물의 완전연소에 필요한 온도가 유지가 잘 되어야 한다.

(장점)

① 작은 부지면적 소요

② 기후의 영향을 받지 않음

③ 조업의 융통성

④ 열회수의 가능 등이 있으며

(단점)

① 시설, 유지비가 많이 들고

② 소각장소의 선택에 애로가 많다는 것이다.

대기오염 발생 우려로 인해 주위 주민의 반감을 극복하는 일이 중요하다. 특히 지역 이기주의인 NIMBY(not in my back yard) 현상으로 지역 선택은 매우 민감한 문제로 대두되고 있다.

우리나라의 쓰레기 소각률은 매년 증가하고 있지만 10% 이내이다.

(4) 동물사료 이용법(animal feeding)

부엌 쓰레기의 약 25%가 사료로 이용된다. 부엌 쓰레기를 동물사료로 이용 시 100℃에서 30분 동안 삶아 선모충(trichinosis)을 사멸시켜야 한다. 동물사료로 쓰레기를 활용할 경우에 인축공동감염병이 우려된다.

(5) 퇴비화법(composting)

유기물 함량이 많은 쓰레기는 호기성법으로 발효하여 비료로 사용할 수 있다.

유기물을 퇴비화 하는 데 있어서 일반적으로 발효에 영향을 미치는 인자는 ① 탄소와 질소의 비(C/N 비), ② 수분, ③ 온도, ④ pH 등이다. 야적 퇴비화법에서는 수분 40~65%, C/N 비 30~35:1이 적당하며, 퇴비화에 소요되는 기간은 약 2주 정도이다. 발효 개시기의 최적온도는 20~45℃이며, 온도가 상승하여 45~60℃가 되면 고온균에 의해 분해가 이루어진다.

(6) 재활용법

쓰레기를 재생 후 다시 사용하는 것으로 부존자원이 부족한 나라의 경우 고려할 가치는 충분한 방법이다. 그러나 생활이 향상될수록 재이용 가능성은 높지만 반면에 회수 자체는 그다지 높지 못하다. 또한 운송비 등으로 인해 가격경쟁에서 뒤떨어지며 재생물질은 원물질보다 질이 떨어지므로 사용상의 제한, 소비자의 선호도가 떨어지는 큰 문제점을 가지고 있다.

[2] 분뇨처리

1) 분뇨의 성질

1인 1일당 분뇨배출량은 연령, 성별, 계절별, 음식물 등에 따라 다소 다르긴 하지만 보통 평균적으로 대변 약 83g, 소변 970g 정도이다.

분뇨의 성분은 수분이 대부분이고 질소, 인산, 황 등으로 구성되어 있으며, 수분의 함유량은 약 96%이다. 분뇨는 부패하기 쉬운 유기물과 많은 세균으로 악취가 나며, BOD 측정치가 8,000~15,000mg/L, COD 측정치가 3,000~5,000mg/L이다.

2) 분뇨와 질병

(1) 병원체

① 분: 콜레라, 장티푸스, 파라티푸스, 이질, 페스트, 결핵, 폴리오 바이러스, 간염 바이러스, 대장균

② 요: 장티푸스, 파라티푸스, 임질균, 비뇨기 감염, 결핵균

(2) 기생충

① 분

- 충란: 회충, 십이지장충, 동양모양선충, 일본주혈흡충, 간흡충, 횡천흡충, 광절열두조충, 왜소조충, 요충, 유구조충, 무구조충
- 알의 충만된 충체 자신의 편절: 유구조충, 무구조충
- 유충: 분선충
- 성충: 요충

② 요: 유충으로 계상충, 체내이행충의 회충

3) 분뇨처리법

어떤 분뇨처리법을 선택하든지 분뇨처리시 기본적으로 유의해야 할 점으로는

- 수원이 되는 원수나 지하수 및 지표수를 오염시키지 않아야 한다.
- 방서(防鼠)관리가 되어야 한다.
- 토양에 병원체의 오염이 없도록 하여야 한다.
- 불쾌한 냄새의 발생이 없어야 한다.
- 처리방법이 간편하고 경제적이고 도시미관을 해치지 않아야 한다.
- 변조(便槽)는 수밀(水密)이어야 한다.
- 분변의 비료화로 인한 토양오염을 줄이기 위해서는 완전히 안정화(여름 1개월, 겨울 3개월 이상)시킨 후에 사용하여야 한다.

(1) 도시의 분뇨처리법

① 소화처리법(digestion): 급취변소(cesspool)의 2단계 정화조에서 완전히 소화시켜 버리는 방법으로 긴 소화일수를 필요로 한다. 정화조의 오수를 오수류에 저류시켰다가 액체는 하수도, 해상, 하천에 방류하고 슬러지는 매몰하거나 비료로 이용하기도 한다. 소화처리법은 넓은 장소가 필요하며 소화에 소요되는 일수가 길고 고비용의 처리시설 등이 필요하다.

② 화학처리법(chemical treatment): 감염병원에서 사용되는 화학변소의 경우 병원소독은 쉬우나 기생충란은 곤란하므로 이황화탄소(CS_2)를 사용한다. 예비처리, 본처리, 종말처리의 과정을 거쳐 침전, 소독 후 방류해야 한다.

③ 온열처리법(heat treatment): 고압증기, 전극가열 등의 온열(55~60℃)을 이용해서 기생충란, 병균을 급속히 살균 살란하는 위생적인 방법이기는 하지만 연료문제가 뒤따른다. COD 제거율이 낮기 때문에 제거되지 않고 남은 COD는 활성 슬러지법 등의 생물학적 처리로 제거하여야 한다.

④ 정화조법(혐기성 소화법, imhoff tank): tank 내에서 혐기성 부패에 의해 완전 소화되어 병균, 기생충 알이 완전히 사멸한다.

(2) 농촌의 분뇨처리법

① 분뇨 분리처리법(separate method): 소변은 tank에 배류되고 대변은 변지에 저류된다. 분은 각종 병균의 존재 가능성이 높고 비료효과가 적은 대신에 요는 병균 함유 가능성도 높지 않고 농비로 사용이 가능하므로 각각의 저장탱크에 분리, 저장 처리한다.

② 저류법(storage method): 정화변소, 급취변소 내에서 일정기간 동안 분뇨를 저장하여 부패 · 소화시키는 방법으로 여름에 100일 이상, 겨울에 250일 이상이 되면 병균, 기생충란이 사멸한다.

③ 퇴비화법(composting): 퇴비 위에 분뇨를 뿌리는 일종의 가온처리법이다. 퇴비 내 온도가 부패열로

60~70℃ 내외로 수일간 계속되면 병균은 완전 사멸된다. 분뇨를 퇴비로 사용 시 토양오염을 줄이기 위해 겨울은 3개월 이상, 여름은 1개월 이상 완전 안정화시킨 후에 사용해야 한다.

④ 비료화법: 대형 분뇨 tank를 일정 지역에 설치하여 분뇨를 운반하여 저류시킨 후에 일정기간 자연 부패시켜 농비로 환원시키는 방법이다.

4) 변소[1]의 종류

(1) 원시적 변소

낙하변소, 지하변소, 지상변소, 사변소, 돈변소

(2) 급취변소

땅 속에 concrete로 물이 새지 않도록 분뇨통을 설치하여 통 뒷면에 급취구를 만들어 수거하는 급취변소는 대소도시 지방에서 사용되고 있다.

(3) 수조(정화) 변소

우리나라의 도시에서 주로 이용하는 분뇨 정화조를 갖춘 변소를 말한다. 수조 변소는 생물학적 처리의 혐기성 부패에 의한 변소이다. 부패조 변소는 침전조와 부패조로 구성되어 있다. 분뇨는 혐기성 부패에 의한 완전히 소화되면 병균, 기생충알은 사멸된다. 임호프조 변소는 부패조의 결점을 보완하고자 침전조와 부패조를 위, 아래로 설치한 변소이다.

정화조의 일반적인 구조는 ① 부패조, ② 예비 여과조, ③ 산화조, ④ 소독조로 구분되어 만들어진다.

(4) 수세식 변소

수세식 변소는 하수처리장이 있는 도시에 설치되는데 분뇨가 하수도를 거쳐 종말처리장에서 안전하게 처리, 방류하는 변소로서 가장 위생적이고 안전하고 청결한 처리방법이다.

분비식(wash out type), 세락식(wash down type)이 대표적이다.

[3] 소독

1) 소독의 개념

미생물을 약화키거나 없애는 것을 일반적인 표현으로 살균이라고 한다. 소독(disinfection)은 감염병 예방상 병원성 세균을 사멸(감염 · 증식 없앰)하거나 비병원성 세균을 사멸, 정지상태로 만드는 것을 의미한다. 멸균(sterilization)은 병원미생물, 비병원성 미생물을 사멸하여 아포(spore)까지 말살시키는 것을 의미한다. 방부(antiseptic)는 병원미생물을 사멸하여 발육을 정지시켜 음식물의 부패나 발효를 방지하는 것을 의미한다. 강도는 멸균 > 소독 > 방부의 순이다.

1) 변소: 대소변을 보도록 만들어 놓은 곳

감염병 유행 중 환자에게 접촉한 물체나 접촉자, 기타 음식물 등에 수시로 실시하는 소독을 **지속(반복)소독(concurrent disinfection)**이라고 하고, 환자가 완치하여 퇴원하거나 사망 후 또는 격리 · 수용된 감염원을 완전히 제거하기 위한 소독을 **종말소독(terminal disinfection)**이라고 한다.

2) 소독법

(1) 이학적 소독법(physical method)

① 건열멸균법(dry heat sterilization)

- 화염멸균법(flame sterilization): 알코올램프, 분젠 등으로 금속류, 도자기류 등을 불꽃 속에서 소독하는 방법이다. 즉 불꽃 속에서 20초 이상 직접 접촉시키는 방법으로 표면의 미생물 살균에 유익하다.
- 건열멸균법: 100℃ 이상의 건열로 수분없이 균을 사멸하는 방법이다. 즉 건열 멸균기로 160~180℃에서 1~2시간 처리하여 소독하는 방법으로 유리기구, 주사기, 바늘, 유지 또는 글리세린, 분말 등과 같이 습열을 삼투하기 어려운 물품 소독에 이용된다.

② 습열멸균법(moist heat sterilization)

- 자비멸균법(boiling water sterilization): 100℃에서 30분간 끓여서 멸균한다. 주로 식기류, 주사기, 의류, 도자기류 등의 소독에 이용된다.
- 고압증기멸균법(steam sterilization under pressure): 고압증기멸균기를 사용하며, 아포형성균의 멸균에 가장 좋은 방법이다. 주로 의류, 초자기구, 고무제품 등에 이용된다.
  - 10Lbs(115.5℃, 1.680기압)에서 30분간
  - 15Lbs(121.5℃, 2.021기압)에서 20분간
  - 20Lbs(126.5℃, 2.361기압)에서 15분간
- 저온멸균법(low heat sterilization): 아포를 형성하지 않는 세균(결핵균, 살모넬라균 등)의 살균을 위해 63~65℃에서 30분간, 75℃에서 15~30분간 소독하는 방법으로 파스퇴르에 의해 고안된 멸균법이다. 특히 우유는 63℃에서 30분, 아이스크림 원료는 80℃에서 30분, 건조과일은 72℃에서 30분, 포도주는 55℃에서 10분간 소독한다.
- 유통증기멸균법(free flowing steam sterilization): 100℃의 유통증기를 30~60분간 가열하는 방법으로 아포를 말살시키기 위해 간헐멸균(fractional sterilization)을 한다. 즉 24시간마다 15~30분간씩 3회 실시한다.
- 초고온 순간멸균법: 멸균처리기간의 단축과 영양물질 파괴를 최소화하기 위해 사용된다. 보통 우유는 135℃에서 2초간 소독한다.

③ 희석법(dilution): 오염물질을 무한히 희석시켜 질병의 감염기회를 저하시키며, 세균 자체의 발육을 억제하여 질병의 전파를 곤란하게 만드는 방법이다.

④ 광선멸균법(자외선멸균법, ultra violet radiation sterilization): 태양광선의 자외선(Dorno선 또는

건강선: 2,800～3,150Å)을 이용한 소독법으로 표면만 소독할 경우에 많이 활용된다. 피부색소 침착, 비타민 D의 형성, 피부암 유발 등의 문제가 발생한다. 자외선은 살균력이 강하여) 수술실, 무균실, 제약공장 등에서 많이 이용하며 공기 및 기구, 식품, 물, 공기 등의 살균에도 이용된다.

⑤ 무균조작법(aseptic manipulation): 무균실, 무균함을 조작하는 방법으로 멸균, 소독을 대신할 수 있다.

⑥ 소각법: 폐기처분한 물건, 동물의 사체, 감염병자의 분뇨 등을 태우는 방법이다.

⑦ 진동전기법(vibration): 매 초 8,800cycle의 초음속 진동은 강한 살균력을 가지고 있다. 진동전기법은 일상생활에서는 직접 응용하지 않는 방법이다.

⑧ 세균여과법(bacteriologic filtration): 세균여과법은 열이나 화학물질을 사용할 수 없을 때 이용하는 방법이다. 무균조작법에 의한 멸균, 소독을 대신할 수 있으며 조직배양액 멸균, 바이러스 여과, 혈청, 아미노산 여과 등에 사용된다.

(2) 화학적 소독법(chemical method)

① 소독작용의 기전

- 산화작용(oxidation): 염소(Cl_2)와 그 유도체, H_2O_2, O_3, $KMnO_4$
- 가수분해작용(hydrolysis): 강산, 강알칼리
- 균체단백의 응고작용 및 삼투압의 변화: 알코올, 석탄산, 크레졸, 포르말린, 승홍
- 균체단백과 중금속염과 같은 염 형성: 질산, 승홍, 머큐로크롬
- 탈수작용: 식염, 설탕, 알코올
- 균체의 효소 불활화작용: 알코올, 석탄산, 중금속염, 역성비누

② 소독약의 살균작용

- 알코올(alchol): 소독용 알코올은 75% 에탄올을 사용하며, 피부와 기구 소독에 사용한다. 눈, 비강, 음부, 구강, 상처 등의 점막에는 사용하지 않는 것이 좋다. 아포형성균에는 무효하나 무포자균에는 유효하다. 70% 수용액에서 에틸알코올은 살균력이 강하다.
- 석탄산(phenol): 3% 수용액으로 살균효과가 있다. 석탄산의 살균기전은 세균 단백 응고작용, 세포 용해작용, 효소계의 침투작용에 의한다. 석탄산은 취기, 독성이 강할 뿐만 아니라 피부점막에 자극성과 마비성이 있다. 또한 석탄산은 금속제품의 부식에 영향을 주지만 살균력이 안정되고 유기물에도 약화되지 않는 장점을 지니고 있다. 석탄산은 환자의 오염의류, 용기, 오물, 실험대, 배설물, 토사물 등의 소독에 사용된다.
- 크레졸(cresol)액: 난용성으로 독성이 약하면서 살균력이 석탄산의 2배 정도이다. 크레졸 비누액 3%는 손, 배설물, 화장실 등의 소독에 이용된다. 크레졸은 바이러스에는 소독효과가 적으나 세균소독에는 효과가 크고 유기물에도 소독효과가 약화되지 않으며, 피부자극성도 없으나 냄새가 강한 단점이 있다.

- 과산화수소(H_2O_2): 무포자균에 효과적이며 자극성이 적어 구내염, 인후염, 입 안 세척, 상처 등의 소독에 주로 사용된다. 일반적으로 2.5~3.5%의 수용액이 보통이다.
- 승홍수(0.1% 수용액): 피부소독에 좋으며 무색, 무취로 푸크신, 메지루 바이오레트 등으로 염색해서 사용된다. 금속부식성이 있기 때문에 금속류는 피하며, 식수, 식기의 주위에도 금하는 것이 바람직하다.
- 생석회(CaO): 변소, 결핵균, 아포형성균 등의 소독시 주로 사용된다. 생석회에 물을 가하면 공기 중에 노출되어 살균력이 현저히 저하된다. 생석회는 습기가 있는 분변, 하수, 오수, 오물, 토사물 등의 소독에 적당하며 일반적으로 포자를 형성하는 세균이 아니면 효과가 있다.
- 머큐로크롬(mercurochrom): 자극성이 없으므로 점막, 구창, 각종 상처에 사용하나 살균력이 약하다. 요오드팅크를 바른 후 머큐로크롬을 바르면 피부염이 발생하기도 한다.
- 양성비누(역성비누): 식품을 취급할 때 조리기구, 식기류, 손의 소독에 널리 쓰이며, 점막이나 의료기구의 소독 및 실내의 분무소독에도 쓰인다. 손이나 피부 소독에는 보통 0.01~0.1%의 용액을 사용한다.

  양성비누(역성비누, invert soap)의 특징은 무미, 무색, 무해이므로 식품소독에 사용되고, 자극성과 독성이 없으며, 살균력이 강하고(석탄산의 200~600배) 값이 싸다. 또한 물과 알코올에 잘 녹고 표면활성 때문에 침투력이 강하며, 살균력이 지속되므로 수지 등의 소독에 애용된다.

  반면에 수지 및 피부소독에 사용되는 약용비누(germicical soap)의 특징은 확실한 소독 효과가 있고, 저농도로 항균력이 강하며, 피부를 상하지 않게 한다. 또한 독성이 매우 약하며, 피부와의 친화성이 강하고 살균효과가 지속된다.

③ 석탄산 계수(phenol coefficient): 소독약의 살균력을 비교하기 위하여 성상이 안정하고 순수한 석탄산을 지표로 삼아 어떤 균주를 20℃에서 5~10분 내에 살균할 수 있는 석탄산의 희석배수와 시험대상의 소독약의 희석비율을 비교하기 위해 쓰여진다.

$$\text{석탄산 계수} = \frac{\text{소독약의 희석배수}}{\text{석탄산의 희석배수}}$$

이때 온도, 시간, 농도를 정확히 맞추어야 하는데 어떤 세균을 20℃에서 10분에 사멸할 수 있는 순수한 석탄산 희석배율이 90배일 때 실험소독약을 180배로 희석한 것이 동일 조건하에서 동일한 살균력을 갖는다면 석탄산 계수는 2가 된다.

④ 화학적 소독제의 이상적인 조건
- 석탄산 계수가 높을 것(높은 살균력)
- 안정성, 용해성, 침투력이 강할 것

- 사용방법과 구입이 용이할 것
- 방취력(防臭力)이 있을 것
- 부식성과 표백성이 없을 것, 즉 소독대상물에 변화를 주지 않을 것
- 인축에 무해, 무독할 것

3) 소독 대상물에 따른 소독방법

① 대소변, 배설물, 토사물: 완전 소독방법은 소각방법이나 약품으로는 석탄산수, 크레졸수, 생석회 분말 등을 사용한다.

② 의복, 침구류, 모직물: 일광소독, 증기소독, 자비소독, 크레졸수, 석탄산수

③ 초자기구, 목죽제품, 도자기류: 석탄산수, 크레졸수, 포르말린수, 승홍수. 내열성이 강한 것은 증기소독 및 자비소독

④ 고무제품, 피혁제품, 모피, 칠기: 석탄산수, 크레졸수, 포르말린수

⑤ 변소, 쓰레기통, 하수구: 분변에는 생석회를, 변기 또는 변기 내에는 석탄산수, 크레졸수, 포르말린수

⑥ 병실: 석탄산수, 크레졸수, 포르말린수

⑦ 환자 및 환자 접촉자: 석탄산수, 크레졸수, 승홍수, 역성비누

⑧ 시체: 석탄산수, 크레졸수, 승홍수, 알코올

'미세먼지 계절관리제' 5등급차 단속건수 88% 감소

– 더팩트 2021.02.08.

서울에서 두 번째 미세먼지 계절관리제 시행 결과, 5등급 차량 단속 건수가 1년 전보다 88% 감소한 것으로 나타났다.

8일 서울시에 따르면 미세먼지 계절관리제 시작 시점인 지난해 12월부터 2달 동안 5등급 차량 운행제한 위반 단속 건수는 12월 2만7543건, 1월 2만9984건 등 총 5만7527건으로 집계됐다.

이는 시행 첫 시즌이었던 1년 전과 비교해 87.8% 감소한 수치다. 반면 법에 저촉되지 않도록 매연저감장치(DPF)를 부착한 채 운행한 차량은 1년 전 같은 기간보다 74.4% 증가했다.

미세먼지 계절관리제는 고농도 미세먼지가 예상되는 12월부터 이듬해 3월까지 선제적으로 미세먼지 배출원을 줄이기 위한 제도다. 이 기간에는 저공해조치를 하지 않은 차량은 운행이 전면 제한돼 적발되면 과태료가 부과된다.

계절관리제 기간 운행제한 위반으로 단속된 차주에게 문자로 실시간 통보를 해주고, 우편 안내도 병행하면서 운행제한에 대한 차주들의 인식이 높아졌다는 분석이다.

다만 시는 단속된 차량 중 올 11월까지 저공해조치를 마친 차량은 계절관리제 운행제한 위반으로 부과된 과태료를 모두 취소하고, 납부한 금액을 환급해준다. 제도 초기인 데다 신종 코로나바이러스 감염증(코로나19) 사태로 민생 경제의 타격이 큰 점, 지자체별로 관련 지원 차이 등을 감안한 조치다.

제2절 환경보전

01 환경보전의 의의

[1] 환경보전의 개념

"환경보전"이란 환경오염 및 환경훼손으로부터 환경을 보호하고 오염되거나 훼손된 환경을 개선함과 동시에 쾌적한 환경 상태를 유지 · 조성하기 위한 행위를 말한다(환경정책기본법 제3조).

[2] 환경보전의 목적

환경오염과 환경훼손을 예방하고 환경을 적정하고 지속가능하게 관리 · 보전함으로써 모든 국민이 건강하고 쾌적한 삶을 누릴 수 있도록 함을 목적으로 한다(환경정책기본법 제1조).

02 환경오염

환경오염은 인위적인 원인으로 공기, 물, 토양 등이 오염되어 일반 공중 또는 지역사회 전주민의 건강, 재산, 경제적 피해와 자연환경의 악화를 초래하는 생활방해(공해, 사해-공적인, 사적인 방해)를 의미한다. 오늘날의 환경오염은 ① 다양화, ② 누적화, ③ 다밀화, ④ 광역화의 특성을 지니고 있으며, 그 종류에는 대기오염, 수질오염, 토양오염, 해양오염, 소음, 진동, 악취, 산업폐기물오염, 일조권방해, 방사선오염, 전파방해가 속해 있다.

이러한 환경오염의 가속화 요인으로는 다음과 같다.

(1) 인구증가, 도시집중화, 인간활동으로 인한 환경파괴
(2) 생산구조 변화 및 소비 증가
(3) 경제성장으로 인한 경제활동 물량 증가, 이로 인한 환경자원고갈 및 폐기물 증가
(4) 산업시설 확대 및 특정지역 집중화
(5) 지역개발 및 환경보전 인식부족
(6) 환경오염 방지 대책에 대한 행정 계획성 결여

또한 환경문제는 인구증가 및 경제발전, 천연자원 고갈, 기상이변, 생물(종) 멸종과 같은 심각성을 일으키고 있다. 환경오염 발생 방지를 위해 기업들은 ① 환경오염에 대한 새로운 인식, ② 환경오염 방지 시설에 대한 투자의 증대, ③ 과밀지역에서의 이전, ④ 지역사회와의 협조, ⑤ 기업 내에서 환경오염 발생방지의 노력, ⑥ 기업경영비에 환경보전경비의 반영, ⑦ 환경오염 방지기술의 향상 등에 노력을 경주하여야 하며, 정부는 ① 환경오염 방지기술 향상을 위한 개발연구비 증액, ② 새로운 환경오염 방지기술의 개발, ③ 환경오염 방지기술 교육의 양적 · 질적 충실, ④ 환경보전에 관한 새로운 기술발전과 기술평가의 노력 등에 과감한 투자를 하여야 한다.

03 대기오염

[1] 대기오염의 개념

세계보건기구에 의하면 대기오염이란 '실외의 대기 중에 인공적으로 먼지, 퓸, 가스, 냄새 등의 오염물질이 혼입되어 양, 질, 농도, 기간이 상호작용해 인간에게 불쾌감을 일으키거나 보건상의 위해, 인류의 생활, 식물 성장을 방해하는 상태'를 말한다. 또한 미국의 기술자총연합회의(Enginner's Joint Council)에서 정의한 바에 의하면 '대기오염이란 먼지(dust), 퓸(fume), 가스(gas), 연무(mist), 냄새(odor), 연기(smoke) 또는 증기(vapor) 등의 오염물 중 1개 또는 그 이상이 인체, 식물, 동물 또는 재산에 피해를 주거나 생활과 재산을 즐기는 데 지나치게 방해가 될 정도의 농도, 특성을 가지고 충분한 기간 동안 외기 중에 존재하는 것'을 말한다.

오늘날 크게 문제가 되고 있는 것은 자연적 발생원으로 인한 대기오염보다는 대부분 인간의 활동에서 비롯되는 인위적 배출원이라고 할 수 있다.

현대의 환경오염은 ① 다양화, ② 누적화, ③ 다밀화, ④ 광역화의 특성을 지니고 있기 때문에 대기오염은 어느 곳에서나 볼 수 있는 현상이며 산업 발전과 인구증가에 따라 대기오염의 문제는 장래에 더욱 심각한 문제가 될 것이다.

환경오염 발생의 배경과 원인은 ① 인구의 증가와 도시화(인구, 교통기관의 과밀), ② 산업의 확충과 특정 지역 집결, ③ 생상구조의 변화와 소비의 증가, ④ 생산기술과 환경보전의 상충, ⑤ 환경오염 대책 행정의 계획성 결여, ⑥ 환경오염 인식의 결여 등이 있다.

환경오염 발생 방지를 위해 기업들은 ① 환경오염에 대한 새로운 인식, ② 환경오염 방지 시설에 대한 투자의 증대, ③ 과밀지역에서의 이전, ④ 지역사회와의 협조, ⑤ 기업 내에서 환경오염 발생방지의 노력, ⑥ 기업경영비에 환경보전경비의 반영, ⑦ 환경오염 방지기술의 향상 등에 노력을 경주하여야 하며, 정부는 ① 환경오염 방지기술 향상을 위한 개발연구비 증액, ② 새로운 환경오염 방지기술의 개발, ③ 환경오염 방지기술 교육의 양적 · 질적 충실, ④ 환경보전에 관한 새로운 기술발전과 기술평가의 노력 등에 과감한 투자를 하여야 한다.

[2] 대기오염물질

우리나라는 대기오염물질을 대기환경보전법(2011)에서 '가스 및 입자상 물질'로 정의하며 총 61종류를 규정하고 있다. '가스상 물질'은 물질이 연소, 합성, 분해될 때 발생하는 물질을 말하고, '입자상 물질'은 물질이 파쇄, 산별, 퇴적, 이적되거나 연소, 합성, 분해될 때 발생하는 고체상 또는 액체상 미세물질을 말한다.

1) 일차성 오염물질

배출원에서 직접 대기로 배출되는 것을 일차성 오염물질(primary pollutant)이라고 하고 SO_2, CO, NO_2, HC 등의 가스와 먼지, 연기, 연무, 증기, 퓸 등의 입자성 물질이 있다.

(1) 먼지(dust)

먼지는 유기 또는 무기물질을 부수거나 갈 때 발생하며 공기 중에서는 확산이 안 되며 중력에 의해 가라앉는다. 분진의 크기가 10μ 이상이 되면 별 문제가 없으나 1μ 전후 크기의 먼지는 폐포 내 침착률이 가장 높다. 정부는 10μ 이하의 미세먼지 환경기준을 설정해 관리하고 있다. 분진에 의한 피해는 진폐증, 점막성질환(결막염, 기관지염), 알레르기성 반응(화분), 금속중독(납, 수은) 등이 있다.

(2) 매연(smoke)

보통 1μ 이하 크기의 입자로 탄소의 불완전 연소로 발생한다. 굴뚝에서 배출되는 검은 연기의 색도와 연기량을 기준으로 매연의 오염도를 검사하는 것이 링겔만 차트(Ringelmann chart)이다. 지상으로 낙하하는 오염물질의 평균농도는 유효 굴뚝 높이의 제곱에 반비례하므로 굴뚝이 높을수록 지상에서의 오염물질 농도는 낮아진다. 이처럼 오염물질의 평균농도는 유효 굴뚝 높이의 제곱에 반비례하므로 동일한 조건의 매연발생 시 굴뚝 높이를 높였을 때 최대 지상농도는 감소하나 오염범위는 넓 어진다. 이를 Sutton의 확산이론이라 한다.

(3) 퓸(증기, fume)

퓸은 어떤 물질의 연소, 승화, 증발 시 발생하는 기체분자로 냉각 고체상태를 유지하고 있는 것이 특징이다. 즉 퓸은 어떤 물질이 연소, 승화, 증발할 때 일단 고온상태에서 기체분자가 된 채 또는 화학반응으로 새로운 물질이 생성되어 대기 중에 냉각되어 콜로이드 상태로 되는데 일종의 물리화학적 반응과정에 의해서 생성되는 고체상의 물질이라 할 수 있다. 납, 산화아연, 산화우라늄 등의 미립자가 대표적인 퓸이다.

(4) 연무(mist)

액정이라고도 하며 대기 중의 수증기로부터 발생하며 가스나 증기가 응축되어 액체상태로 형성되거나 또는 분무 발포과정에서 액체가 분산하여 형성된다. 반면에 증기(vapor)는 물 이외의 용매인 휘발성 물질이 날아가서 입자를 형성하여 공기 중에 존재하는 것을 말한다.

(5) 스모그(smog)

매연이란 연료의 불완전연소 시 남은 고체물질로 보통 1μ 이하의 크기이다. 매연 중에서 공기 중의 안개에 연기가 녹아 있는 상태를 특히 스모그라고 한다. 자동차에 의한 오염과 스모그 형성의 관계는 Haagen-Smit의 이론에 의해 설명되고 있다. Haagen-Smit의 연구에 의하면 아황산가스(SO_2), 이산화질소(NO_2), 알데히드(aldehyde)가 자외선을 흡수하여 산소분자와 반응하면 원자상태의 산소를 발생 시켜 오존(O_3)을 만든다. 알데히드와 아황산가스의 반응은 불가역적인데 이산화질소의 경우는 자외선에 의해 우선 원자상태의 산소와 NO를 형성하며 이어서 산소분자와 반응하여 NO_3를 만들고 나아가서 NO_2와 O_3를 형성한다.

(6) 가스상 물질

가스의 대기오염물질 중 가장 대표적인 것은 황산화물(SOx), 질소산화물(NOx), 일산화탄소(CO)가 있다.

① 아황산가스(SO_2)

아황산가스는 세계적인 주요 대기오염물질 중의 하나이다. 아황산가스는 석탄연소, 석유연소, 산업생산공정 등의 오염배출원에서 발생한다. 아황산가스는 폐와 호흡기질환을 유발하고 산림파괴와 빌딩과 건축물을 포함한 물질들을 부식시키고 강, 호수, 토양의 산성화를 가져와 어패류와 식물의 성장과 번식을 방해한다. 즉 아황산가스는 연료나 석탄 연소 시 발생하여 호흡기질환, 기관지염, 폐렴, 천식, 폐기종 등을 일으킨다. 이처럼 아황산가스는 인체의 건강에 영향을 미치는 것은 물론 특히 식물에 미치는 영향은 더욱 크다.

아황산가스는 공업지대의 대기, 기차터널, 황산 제조공장, 중유를 사용하는 교통기관에서 대량 발생하는 대기오염의 가장 대표적인 물질이다.

② 질소산화물(NOx)

자연 속에서 질소산화물은 햇빛, 토양, 생물학적 과정과 같은 대기, 토양, 수질의 순환과정에서 생산된다. 그러나 질소산화물은 화석연료연소, 생물체 연소, 경작토양, 비료의 집약적 이용 등과 같이 인위적 오염원에서도 발생한다. 질소산화물에는 몇 가지 형태로 존재하는데 그 중에서 세 가지 형태인 아질산(N_2O), 일산화질소(NO), 이산화질소(NO_2)는 상대적으로 많이 발생한다. 특히 일산화질소와 이산화질소가 주요 대기오염물질이 되고 있다.

질소산화물은 만성폐질환, 폐암, 섬유성 폐쇄성 기관지염을 일으키며 농작물이나 식물에 대해 극히 유해하다. 또한 질소산화물은 대기 중에서의 화학반응에 관계한다. NO_2는 NO보다 독성이 5~10배 정도 강하나 도시 대기 중에 존재하는 정도의 저농도에서는 폐기능과 생리반응에 거의 영향을 주지 않는다. 그러나 고농도에서는 점막을 심하게 자극하고 메타헤모글로빈을 형성, 기도와 폐에 영향을 준다. 질소산화물은 자동차 배기가스와 가열로의 배기가 원인이 된다.

질소산화물은 주로 자동차 운행증대와 화력발전소, 가정 · 난방에서 배출된다. 소득수준이 높아질수록 편리한 소비생활의 추구, 자동차 운행의 증대 등으로 그 배출량은 소득수준에 비례하여 증가하는 경향이 있다. 따라서 질소산화물의 증가추세는 우리의 소득수준이 높아짐에 따라 급격한 생활패턴의 변화나 자동차와 같은 교통수단이 늘어나는한 장래에도 계속될 것으로 보인다.

③ 일산화탄소(CO)

일산화탄소는 주로 화석연료와 연소오염원, 특히 자동차의 배기가스에서 주로 배출된다. 일산화탄소는 인체에 흡수될 때 혈액 속 산소의 운반능력을 떨어뜨리고 협심증, 시력장애, 신경 · 폐기관의 질환을 유발한다. 또한 그 자체가 생태계를 오염시키지는 않지만 지구온난화와 오존층 파괴에 기여하므로 이차적 환경오염 문제를 발생시킨다.

일산화탄소는 전체 오염물질의 40% 가까이를 차지하고 있는 무색, 무취의 오염물질로 조혈기능 장애를 야기시킨다. 일산화탄소가 혈중에 흡수되면 혈색소와의 친화력이 산소보다 250~300배 정도 강하기 때문에 헤모글로빈(Hb)과 결합하여 카르복시 헤모글로빈(COHb)을 형성한다. 그러면 혈색소의 산소운반 능력이 감소하게 되어 조직에 산소공급이 되지 않아 저산소증에 빠져 중추신경계의 장애를 초래하게 된다. 이를 일산화탄소 중독의 이중작용이라고도 한다.

일산화탄소 허용한도는 1시간 기준으로 400ppm, 8시간 기준으로는 100ppm이고 서한도(공기 중 최대 허용농도)는 0.01%(100ppm)이다.

2) 이차성 오염물질(광화학 스모그)

공장, 자동차의 배기가스 등에 포함되어 있는 질소산화물이나 탄화수소가 자외선과 복잡한 화학반응을 되풀이하여 발생되는 물질로는 오존(O_3), Peroxyacetyl Nitrate(PAN), Peroxybenzoyl-Nitrate(PBN), 알데히드(aldehyde) 등이 있다.

$$NO_2 + \text{자외선} \rightarrow NO + O$$

$$NO + O_2 \rightarrow NO_2 + O$$

$$O + O_2 \rightarrow O_3$$

$$O_3 + CxHy \rightarrow \text{광화학 스모그}$$

이러한 광화학 산화물에 의해 대기 중의 산화제 농도가 높아지면 눈과 목에 통증을 일으킬 뿐만 아니라 식물에 해를 주고 고무제품을 손상시키며 냄새가 나고 가시도가 감소한다.

[3] 대기오염과 기상

1) 기온역전의 의의

기온역전(temperature inversion)이란 대기 중의 상층 공기온도가 하부보다 높아서 공기의 대류가 일어나지 않는 현상이다. 즉 찬공기 위에 따뜻한 공기가 존재함으로써 대기가 매우 안정된 상태로 이동이 없게 된다. 기온역전 시 대기오염이 가장 잘 발생한다. 역전층은 야간의 복사냉각이나 한랭 온난 등의 각종 전선이 통과한 경우에 발생하며, 특히 저기압일 경우 자주 발생하게 된다.

기온역전은 고도가 증가함에 따라 기온이 증가하는 현상으로 원래온도는 100m 상승할 때마다 1도정도 하강하게 된다. 이러한 기온역전은 사면이 산으로 둘러싸인 분지, 계곡에 공업지대가 있는 경우에 일어나기가 쉽다. Meuse 계곡 사건, 런던 스모그 사건, 로스엔젤레스 스모그 사건, Donora 사건 등은 기온역전과 밀접한 연관을 가지고 있다.

2) 역전의 종류

(1) 복사성 역전(radiation inversion)

주로 야간에 발생하는데 야간에는 대지가 복사에 의해 냉각되어 대지에 접한 공기가 노점 이하로 낮아지기 때문이다. 복사성 역전은 계곡지대나 밤이 긴 겨울철에 많이 볼 수 있으며 역전층은 120~250m 낮은 상공에서 일어난다. 복사성 또는 지표성 역전(surface inversion)은 바람이 적고 구름이 없는 맑은 날 밤에 잘 발달하고 지표 200m 이하에서 주로 발생한다. 구름이 많고 바람이 강 한 밤에는 상하층의 공기교환이 왕성하기 때문에 역전층은 별로 형성되지 않는다.

(2) 침강성 역전(subsidence inversion)

침강성 역전은 고기압 상태에서 주로 발생한다. 고기압 지역을 도는 공기는 침강하여 오고 그 공기가 단열 압축을 받아 더운 공기층이 형성되는데 이것이 차가운 공기이동을 막는 뚜껑역할을 하여 오염물질이 보다 위에 있는 차가운 공기 중으로 이동하지 못하게 된다. 로스엔젤레스의 대기오염은 침강성 역전이 주원인이 되었는데 이는 태평양의 지속적인 고기압지대의 영향을 받고 있기 때문이다.

(3) 전선성 역전(front inversion)

온난전선과 한랭전선이 통과할 때 발생하는 역전으로 한랭전선에서는 냉기가 난기의 밑으로 깔려들기 때문에 일어나고 온난전선에서는 난기가 한기 위를 덮으려 하기 때문에 발생한다.

(4) 이류성 역전(해풍성 역전)

한류와 난류가 겹쳐지는 곳에서 발생한다. 즉 더운 공기가 차가운 지표면을 통과할 때 지표면의 냉기에 의해 공기가 냉각되어 발생되는 역전으로 한류와 난류가 교차하는 해안에서 자주 일어난다.

(5) 지형성 역전(geographical inversion)

곡이나 분지 내에서 야간의 방사냉각에 의하여 생기는 무거운 냉기가 경사면을 따라 밑으로 내려가기 때문에 골짜기 밑은 기온이 낮아진다. 지형성 역전은 계곡, 분지의 야간지대에서 일어나며, 또한 해안지역에서 낮에는 찬 해풍이 불어오고 육지의 더운 공기가 상승할 때에 발생한다.

뮤즈(Meuse)계곡 사건은 지형성 역전에 의해 일어난 것이다.

표 7-6 • 런던 스모그와 LA 스모그의 비교

항목	런던형	LA형
발생 시의 온도	−1～4℃	24～32℃
발생 시의 습도	85% 이상	70% 이하
역전의 종류	방사성 역전	침강성 역전
풍속	무풍	5m 이하
스모그 형성 시의 시계	100m 이하	1.6～0.8m 이하
가장 발생하기 쉬운 달	12월, 1월	8월, 9월
주된 사용연료	선탄과 석유계	석유계
주된 성분	SOx, CO, 입자상 물질	O_3, NO_2, CO, 유기물
반응 유형	열적	광화학적, 열적
화학적 반응	환원	산화
최다 발생시간	이른 아침	낮
인체에 대한 영향	기침, 가래, 호흡기계	눈과 호흡기 자극

[4] 대기오염의 영향

환경오염의 초기에는 인간의 활동이 대기오염에 미치는 영향이 작고 오염이 발생하더라도 국지적인 문제였지만 경제규모가 커짐에 따라 인간활동이 지구대기의 화합물과 물리적 성격까지도 변화시킬 수 있다고 인식되고 있다.

대기오염은 오염물질의 ① 물리 · 화학적 성상, ② 오염물질의 농도(양), ③ 폭로시간, ④ 환경적 요인(기온, 기습, 기압, 역전층 등), ⑤ 인적 요인(성별, 연령별)에 따라서 영향의 정도가 다르다. 즉 일정한 규모의 대기오염 배출원이 어떤 지역에 있다 하더라도 ① 인간생활 조건, ② 지리적 조건, ③ 기상조건 등의 요인에 따라 오염도는 다르게 나타난다.

대기오염에 의해 만성기관지염, 기관지 천식, 천식성 기관지염, 폐기종, 인후두염, 호흡기계 질환 등의 건강장애와 시야방해, 악취, 불쾌감, 심리적 영향 등도 있을 수 있다.

1) 인체에 미치는 영향

호흡기, 눈, 피부에 피해를 주며, 꽃가루에 의해 건초열(hay fever)이 증가한다. 각종 가스에 의해 눈이 자극되며, 호흡기계 질환이 일어나는데, 어떤 부유입자는 폐에 침입하여 치명적인 피해를 발생시킨다(표 7-7). 오염물질에 의한 일광의 감소는 시정의 저하로 자동차 사고를 유발시킬 수 있다. 대기 중에 존재하는 어떤 유기탄화수소는 발암물질이라는 것이 알려져 있는데, 방향족 화합물, 특히 벤조에이피렌(benzo(a)pyrene)은 폐암의 증가와 관계가 있으며, 미국, 영국, 캐나다, 기타 여러 나라의 도시 대기 중에 존재가 보고되고 있다.

SO_2는 비교적 점액에 쉽게 용해가 가능하므로 단독으로 침투할 때에는 점액에 상당부분이 녹아서 폐포까지 도달하지 않고 호흡기의 제거기전에 의해 체외로 배출이 가능하지만 폐포까지 도달 가능한 크기의 입자상 물질에 흡수되어 인체에 침투되면 점액에 녹지 않고 쉽게 폐포까지 도달되어 심각한 독성을 유발한다.

이와는 대조적으로 이산화질소(NO_2)는 비교적 점액에 쉽게 녹지 않기 때문에 인체에 단독으로 침입되었을 경우에는 쉽게 폐포까지 들어와 독성을 유발할 수 있지만, 입자상 물질에 흡수되어 침투한 경우에는 이들 입자들이 호흡기의 제거기전, 즉 길항작용(antagonism)에 의해 제거될 때 NO_2도 동시에 제거되어 그 독성이 약화될 수 있다.

표 7-7 • 인체에 영향을 미치는 대기오염 물질

오염물질	영향
납(Pb)	체내에 축적되어 신경계 통의 손상으로 신경위축, 사지경련, 신기능 장애, 특히 유기납은 중추신경 장애
카드뮴(Cd)	호흡기 질환, 빈혈증, 골다공증, 골연화증 등
니켈(Ni)	부염, 알레르기, 폐암, 비강 및 비강암 등
수은(Hg)	무기 수은: 신장애, 단백뇨, 구내염, 피부염 등 유기 수은: 중추신경장애에 의한 지각장애, 언어장애, 보행장애, 발육장애 등
크롬(Cr)	피부염, 피부궤양, 비중격천공, 만성기관지염, 피부암
비소(As)	기관지염, 피부암, 폐암
망간(Mn)	폐렴, 비출혈, 만성적 노출은 중추신경계 장애

2) 동물에 미치는 영향

불소, 불화수소가 함유된 목초를 먹은 가축에 불소증(fluorosis)이 발생한다. 불소가 배출되는 지역에서는 불소가 풀에 축적되어 있어서 이러한 목초를 뜯어 먹는 동물, 특히 양과 소는 이가 손상되어 먹을 수가 없게 된다.

3) 식물에 미치는 영향

식물 피해의 대부분은 아황산가스에 의한 것이다. 아황산가스(SO_2)는 식물의 기공을 자극하고 성장을 방해한다. LA 스모그는 식물, 특히 시금치나 꽃상치 등에 피해를 주는 것으로 나타났다.

4) 재산상 손실

침식(부식작용, soiling), 퇴색, 탈색(discoloring), 화학적 부식작용으로 재산상이나 미관상에 피해를 초래한다. 즉 대기오염에 의해 금속의 부식, 건축재료의 부식, 직물 및 의류의 손상, 색상의 변화, 예술품의 손상과 파손, 토양질의 약화 등을 초래한다.

5) 산성비(acid rain)

빗물의 pH는 보통 5.65이며 5.6 이하일 때 산성비라고 한다. 산성비의 원인은 공장, 화력발전소, 차량에서 배출되는 황산화물, 질산화물, 탄소화합물 등이 대기 중에서 광화학 반응(photochemical reaction)을 일으켜 HNO_3나 H_2SO_4를 형성, 이들 물질이 강우 시 빗물에 녹아내리면서 빗물이 산성을 띠는 것을 말한다.

산성비의 피해를 살펴보면,

- 식물의 기공으로부터 칼슘과 같은 영양소를 유출시켜 식물성장을 억제하거나 죽인다. 또한 식물의 광합성 작용을 억제하여 엽록소와 잎조직이 파괴된다.
- 각종 생물체의 신진대사에 변화 초래
- 호수나 강의 산성화에 따른 생태계 파괴(하천 · 호수의 물고기 떼죽음, 삼림의 황폐화)
- 건축물의 부식초래 등을 지적할 수 있다.

6) 지구온난화

Wien's Law에 의하면 태양 복사선은 대부분이 가시광선이고 지구 복사선은 적외선이다. 산업혁명 이후 화석연료 등의 사용으로 대기 중에 이산화탄소(CO_2), 수분(H_2O) 층이 형성되어 여기서 CO_2 및 H_2O는 적외선 영역의 복사선은 흡수하지만 가시광선 영역의 복사선은 흡수하지를 못한다. 따라서 지구대기 내의 CO_2 및 H_2O의 축적은 태양열의 진입(input)을 방해하지 못한 반면 지구 복사선을 흡수함으로써 대기의 온도를 상승시키는 작용을 한다(그림 7-4). 이러한 효과를

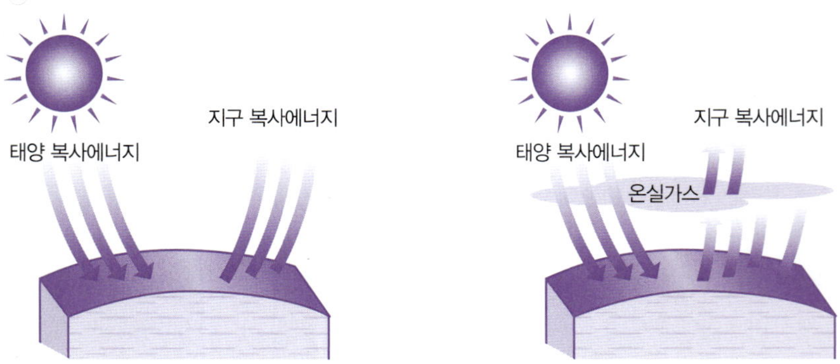

그림 7-4 • 온실효과(지구온난화)

온실효과(green house effect)라 한다. 해수면의 상승도 이에 영향을 받는다.

지구의 기온이 지속적으로 상승하는데, 그 원인으로 작용하고 있는 온실효과 가스는 CO_2(이산화탄소), CH_4(메탄), N_2O(이산화질소), CFC(프레온가스) 등으로 CO_2가 온실효과에 가장 높게 기여하고 있다.

유엔환경계획기구(UNEP)와 세계기상기구(WMO)가 1988년에 공동으로 기후변화 예측, 영향평가 및 대책 등의 연구를 위하여 기후변화에 대한 정부간 협약체(Intergovern-mental Panel on Climate Change; IPCC)를 설립하였으며, 1992년 6월에는 브라질의 리우회의에서 온실가스 배출을 규제하기 위한 기후변화협약이 이루어져 1994년 3월 21일에 발효되었다.

UNEP와 WMO가 공동으로 1995년 12월 로마에서 개최한 기후변화에 관한 회의 결과에 의하면 지구온난화(global warming) 때문에 바닷물의 높이가 지난 100년간 10~25cm 높아졌으며, 현 추세가 2100년까지 계속된다면 지금보다 50~95cm나 더 상승하여 방글라데시의 17.5%, 네덜란드의 6%, 이집트의 1% 등이 침수될 것으로 예상하였다.

7) 열섬현상

도시 도로의 포장률 증가, 인위적인 열생산량(냉난방열)의 증가, 자동차 매연의 증가, 도시의 대형 고층건물과 공장들은 불규칙한 지면을 형성하여 자연적인 공기의 흐름이나 바람을 지연시켜 도심의 온도는 변두리 지역의 온도보다 약 5℃ 정도 높게 되어 국지적인 기상의 변화가 발생한다.

도심의 따뜻한 공기가 상승하고 도시 주변의 찬바람이 지표로 유입되고 이에 의해서 도심에 먼지 등의 오염물질이 먼지지붕(dust dome)을 형성함으로써 도시가 마치 커다란 지붕에 휩싸이게 된다. 이를 **열섬현상(heat island effect)**이라고 한다. 열섬현상에 의해 공기의 수직이동이 감소되어 오염은 더욱더 심화된다. 열섬현상은 낮보다는 밤에, 여름보다는 겨울에 더욱 심하게 나타난다. 열대야도 대부분 열섬에서 나타난다.

8) 오존층 파괴

오존(O_3)은 무색 · 무미의 자극성 있는 기체로 공기보다는 약간 무겁고 물에 잘 녹지 않는 성질을 가지고 있으며 자동차 배기가스 및 공장 배출가스 등에 함유된 질소산화물(NOx), 탄화수소류(HCs) 등이 강한 태양광선(자외선)에 의해 광화학 반응을 일으켜 생성된다.

햇빛이 강하고 맑은 여름철 오후 2~5시경에 많이 발생, 특히 바람이 불지 않을 때 더욱 높게 나타난다. 지구에 존재하는 전체 오존의 90%는 지상 약 10~50km 사이에 있는 성층권 내의 오존층에 밀집되어 존재하고 있다. 이 오존층은 태양광선 중 생물체에 해로운 자외선을 95~99% 정도 흡수하여 지구의 인간과 동 · 식물의 생명을 보호하는 경이로운 보호막 역할을 하고 있다. 오존층이 없다면 태양으로부터 강력한 자외선이 직접 지표에 도달하여 우리 피부에 닿음으로써 피부암을 일으키고, 자연생태계에 중대한 영향을 미치게 된다.

광화학 반응에 의해 고농도 오존이 발생하기 쉬운 기상조건은 다음과 같다.

- 기온이 25℃ 이상이고, 상대습도가 75% 이하일 때
- 기압경도가 완만하여 풍속 4m/s 이하의 약풍이 지속될 때
- 시간당 일사량이 5MJ/m2 이상으로 일사가 강할 때
- 대기가 안정하고 전선성 또는 침강성의 역전이 존재할 때

오존농도가 일정 기준 이상 높아질 경우 호흡기나 눈이 자극을 받아 기침이 나고 눈이 따끔거리거나 심할 경우 폐기능 저하를 가져오는 등 인체에 피해를 주기도 하고, 농작물의 수확량 감소를 가져오기도 한다. 현재 우리나라 몇몇 도시에서 고농도의 오존 발생시 그 내용을 국민에게 신속히 알려 인체 및 생활환경에 미치는 영향을 최소화하고 차량운행 자제 등 시민의 협조를 유도하기 위하여 1995년부터 오존경보제(① 주의보: 오존농도가 0.12ppm 이상일 때, ② 경보: 오존농도가 0.3ppm 이상일 때, ③ 중대경보: 오존농도가 0.5ppm 이상일 때)를 실시하고 있다.

고도 25~30km의 성층권에 존재하는 오존층은 지상에 도달하는 자외선의 대부분과 유해한 우주선을 흡수하여 지구 생태계를 보호하고 유지하는 중요한 역할을 하고 있다. 그러나 최근 냉장고, 에어컨, 스프레이의 분사제나 발포제로 사용되는 프레온가스(freon: CCl_2F_2), 즉 염화불화탄소(chlorofluorocarbon; CFC)가 대기 중에 많이 방출되고 있어 이것이 성층권에서 자외선에 의해 분해되어 염소원자를 방출한다. 이것이 오존의 산소원자와 결합함으로써 오존층을 파괴하고 있다.

9) 황사

황사란 주로 중국 북부의 황토지대에서 바람에 의하여 하늘 높이 불어 올라간 미세한 모래먼지가 대기 중에 확산되어 하늘을 덮었다가 서서히 강하하는 현상 또는 강하하는 모래먼지를 말한다. 우리나라에 영향을 미치는 황사의 기원은 중국의 신장과 황하 상류지역, 몽고와 중국의 경계에 걸친 넓은 건조지역이다.

중국은 서고동저형의 지형적 특성을 가지며 다양한 기후형태가 나타난다. 연강수량이 400mm 이하이고, 사막 특히 타클라마칸 사막, 고비사막이 대부분인 서북 건조지역이 바로 황사의 주요 발원지이다.

황사현상(yellow sand phenomenon)은 태양빛을 차단, 산란시킴으로써 시정을 악화시키며 식물의 기도를 막아 광합성 작용을 방해하여 농작물이나 활엽수가 숨쉬는 기공을 막아 이들이 자라나는 데 장애를 일으킨다. 따라서 황사현상이 자주 발생하게 되면 농작물이나 산림 등에 큰 피해가 발생할 수 있다. 또 반도체, 항공기 등 정밀기계 작동에도 문제를 일으켜 적지 않은 손상을 입히기도 한다. 황사가 인체에 주는 피해는 호흡기관으로 깊숙이 침투해서 기관지염을 일으키기도

하고 눈에 접촉해 결막염, 안구건조증 등의 질환을 유발한다.

10) 엘니뇨와 라니냐 현상

극심한 가뭄과 갑작스런 홍수, 감염병의 만연, 빨라진 계절로 꽃들이 5~20일 앞당겨 활짝 피거나, 이상 고온 현상으로 겨울철에 모기가 극성을 부리는 등과 같은 환경재앙은 엘니뇨 현상을 비롯해 라니냐 · 지구온난화 · 오존층 파괴 등으로 인한 기상이변에 기인한다고 본다.

엘니뇨(El Nino)란 스페인어로 '남자 아이' 또는 '아기 예수'를 의미하며 열대 태평양 적도 부근에서 남미해안으로부터 중태평양에 이르는 넓은 범위에서 무역풍과의 상호작용으로 해수면 온도가 지속적으로 높아지는 현상으로 대기순환의 변화를 가져와 세계 각 지역의 이상 기후 현상을 2~7년마다 한 번씩 불규칙하게 발생하는데, 주로 9월에서 다음 해 3월 사이에 발생한다. 엘니뇨는 태평양 상의 적도 해류와 기압의 진동에 기인한다. 적도 태평양의 해수면 온도가 평년보다 0.5℃ 이상 되는 상태가 6개월 이상 지속될 때를 엘니뇨라 정의한다.

라니냐(La Nina)란 1997~1998 엘니뇨에 연이어 발생한 '여자 아이'란 뜻으로 엘리뇨와는 반대로 적도 무역풍이 평년보다 강해지면 서태평양의 해수면과 수온은 평년보다 상승하게 되고, 찬 해수의 용승현상 때문에 적도 동태평양에서 저수온 현상이 강화되는 것을 의미한다. 1998년에는 금세기 최대 수준의 엘니뇨 발생으로 가뭄, 홍수 등의 기상기후가 빈발하였고, 가뭄, 홍수 등에 의한 환경오염으로 감염병이 기승을 부렸다. 전국에 볼거리가 유행하였고, 세균성 이질과 A형 간염이 유행하였으며, 말라리아 발생이 계속 증가하고, 가을철 예니태풍 후에 있었던 홍수의 영향으로 렙토스피라증이 유행하여 많은 사람들이 질병에 시달린 경험을 가지고 있다.

엘니뇨는 해양생물의 환경을 바꾸기 때문에 생물권에 영향을 미치며, 또한 수산업에도 영향을 끼친다.

또한 세계 경제에도 영향을 준다. 즉 이상 기상으로 농산물 공급이 불안정하여 가격이 변동하기 때문이다. 콩, 옥수수 등 주요 작물의 대부분을 수입에 의존하고 있는 우리나라는 이들 작물의 생산국인 미국, 호주 등 세계 곡창지대에서 엘니뇨의 영향으로 수확이 줄어 곡물 가격이 오르면 수입가격 부담이 커진다. 또한 커피와 코코아 가격 등 수입 농산물의 가격 인상은 수입 농산물을 원료로 제조하는 사료 등 농산물의 가격 인상을 불러올 가능성이 높다.

최근에 발생하는 엘니뇨는 미국 서해안의 폭풍과 홍수, 페루 · 칠레 일부 지역의 폭우와 어획고 감소, 인도 · 인도네시아 · 아프리카 일부 지역의 가뭄과 그로 인한 산불 등 큰 피해를 일으켜 농수산물의 가격 폭등을 초래하기도 한다.

엘니뇨나 라니냐가 일단 발생하면 이들 현상은 전 지구의 해류와 기온, 기압, 바람, 강수량 등 모든 대기와 해양 요소들의 분포를 흔들어 놓는다. 지구 온도가 상승하게 되면 엘니뇨 현상이 더 빈번해질 것이며, 이로 인해 지역에 따라 가뭄과 홍수가 극심해지고 해수면이 상승할 것이라고 기상학자들은 경고하고 있다.

11) 사막화

유엔환경계획기구(UNEP)는 사막화를 인간의 영향 또는 기후 변동에 의해 연강수량 600mm 이하의 건조지역과 반건조지역에서 사막이 확장되는 현상으로 규정하고 있다. 즉 사막화란 부적절한 인간활동에 기인하는 건조, 반건조, 건성 반습윤 지역에서 발생한 토지의 황폐한 현상이다. 기후 변화나 인간 활동으로 인해 토지가 황폐해지면서 생산성을 잃고 사막 환경화된다.

오늘날 사막화(desertification) 현상은 아프리카 사하라 사막 남부의 사헬(Sahel) 지역 같은 건조, 반건조 지대에서 주로 나타나며 이 사막화 현상은 자연적 요인과 인위적 요인이 복합적으로 작용하여 발생한다. 자연적 요인으로는 극심한 가뭄과 장기간에 걸친 건조화 현상이 있다. 인위적 요인으로는 ① 관개농업으로 물의 과잉 공급에 의해 지하 수면이 상승하고 이에 따른 토양의 염류화, ② 지나친 방목이나 경작, ③ 삼림의 과잉 벌채, ④ 화전, ⑤ 적절하지 못한 관개, ⑥ 대기오염물질에 의한 지구온난화 및 산성화 등이 있다.

기상학적으로는 적은 비, 또는 인위적 식생 파괴로 일단 사막화가 시작되면 태양 에너지의 흡수량이 줄어들기 때문에 차가워진 지표면에는 건조한 하강기류가 형성되고 강우량이 감소하여 토양의 수분이 적어지므로 사막화는 더욱 빠른 속도로 진행된다. 이로써 지구는 점차 산소가 부족해져 야생동물은 멸종 위기에 이르고 물 부족현상으로 작물재배가 불가능해 극심한 식량난에 빠지게 된다.

결론적으로 사막화는 ① 숲의 파괴에 따른 산소 부족으로 야생동물의 멸종 위기 직면, ② 하류에서의 홍수, ③ 물을 저장할 수 있는 능력 저하로 물 부족 현상 초래, ④ 이산화탄소량의 증가에 따른 지구온난화의 환경재앙 등이 예견된다.

중국과 우리나라에 극심한 피해를 주고 있는 황사현상 역시 사막화의 결과이다. 해를 거듭할수록 황사의 영향력이 강해지고 있는 원인은 황사 발생지인 중국과 몽골지역의 사막화가 빠른 속도로 진행되고 있기 때문이다.

문제는 사막화가 어느 정도 진행되면 다시 원상태로 돌이킬 수 없는 비가역적인 현상이 되어버리는 점이다. 사막화 과정은 대기, 식생, 물, 지형 등의 지표 부근의 다양한 형상과 관계되기 때문에 사막화의 문제를 해결하기 위해서는 여러 과학에 의한 입체적 접근이 필요하다.

[5] 대기오염에 대한 대책

1) 대기환경기준

정부는 국민의 건강을 보호하고 쾌적한 환경을 조성하기 위하여 환경기준을 설정하고 있으며 환경정책 기본법 시행령에 나타난 대기환경기준(environmental standard)은 표 7-8과 같다.

대기환경기준은 수질 환경기준과 마찬가지로 사람의 건강 보호와 쾌적한 환경 조성을 위하여 설정되어 있는 기준이다. 항목으로는 아황산가스(SO_2), 일산화탄소(CO), 이산화질소(NO_2), 먼지, 오존(O_3)과 납(Pb) 등 6개 항목으로 구성되어 있으며, 이중 이황산가스는 우리나라에서 대기오염지표로 사용하고 있다. 또한 우리나라는 대기허용기준을 링겔만 비탁도 2도 이하로 규정하고 있다.

2) 오염물질 기준지수

대기오염물질은 종류가 매우 많고 다양하다. 따라서 개별적인 오염물질의 농도만으로는 건강에 미치는 영향의 정도를 판단하기는 곤란하므로 대기오염의 상태를 국민이나 정책결정자들이 이해하기 쉽도록 종합적인 판단자료가 요구된다. 이를 위해 미국에서 개발된 오염물질 기준지수(pollutant standards index; PSI)가 사용되고 있다. PSI는 건강에 영향을 미치는 주된 대기오염물질을 중심으로 일반적으로 인체에 미치는 위해의 정도를 일반 대중이 쉽게 알 수 있도록 나타내는 지수이다.

PSI 값은 6단계(0~49, 50~99, 100~199, 200~299, 300~399, 400 이상)로 구분하며, 대상 주요 대기오염물질은 TSP, SO_2, CO, O_3, NO_2 등 다섯 가지이며, 건강평가도(descriptor)는 ① 위험(hazardous), ② 매우 불건강(very unhealthy), ③ 불건강(unhealthy), ④ 보통(moderate), ⑤ 양호(good) 등이다.

표 7-8 • 대기환경기준

항목	기준	측정방법
아황산가스(SO_2)	연간 평균치: 0.02ppm 이하 24시간 평균치: 0.05ppm 이하 1시간 평균치: 0.15ppm 이하	자외선형광법(PulseU.V. Fluorescence Method)
일산화탄소(CO)	8시간 평균치: 9ppm 이하 1시간 평균치: 25ppm 이하	비분산적 외선분석법(NonDis persive lnfrared Method)
이산화질소(NO_2)	연간 평균치: 0.03ppm 이하 24시간 평균치: 0.06ppm 이하 1시간 평균치: 0.10ppm 이하	화학발광법(Chemiluminescent Method)
미세먼지(PM-10)	연간 평균치: 25μg/m^3 이하 24시간 평균치: 100 g/m^3 이하	베타선 흡수법(βRay Absorption Method)
미세먼지(PM-2.5)	연간 평균치: 25μg/m^3 이하 24시간 평균치: 50 g/m^3 이하	중량농도법 또는 이에 준하는 자동측정법
오존(O_3)	8시간 평균치: 0.06ppm 이하 1시간 평균치: 0.1ppm 이하	자외선광도법(U. V. Photometric Method)
납(Pb)	연간 평균치: 5μg/m 이하	원자흡광광도법(Atomic Absorption Spectrophotometry)
벤젠	연간 평균치: 5μg/m^3 이하	가스 크로마토그래프법(Gas Chromatography)

• 비고

1.1시간 평균치는 999천분위수(天分衛戍)의 값이 그 기준을 초과하여서는 아니되고, 8시간 및 24시간 평균치는 99백분위수의 값이 그 기준을 초과하여서는 아니된다.

2.미세먼지(PM-10)는 입자의 크기가 10μm 이하인 먼지를 말한다.

3.미세먼지(PM-2.5)는 입자의 크기가 2.5μm 이하인 먼지를 말한다.

3) 연료의 연소방법 개선

연료의 연소방법을 개선하여 오염물질의 배출을 근본적으로 해결하는 것이 최선의 방법이다. 연소방법의 개선에는 ① 공기와 연료의 비를 조절, 희석, ② 연료대체: 석탄, ③ 석유, ④ 가스, ⑤ 전기, ⑥ 연료에서 오염물질 제거, ⑦ 고온 소각, ⑧ 가동중지 등을 지적할 수 있다.

4) 매연의 방지

대기오염물질 중에서 제일 먼저 일반에게 고통을 주는 것은 매연이다. 연기를 형성하는 탄소 입자는 불완전 연소된 연료이다. 따라서, 굴뚝으로부터 연기가 나오는 것은 연료를 에너지로 바꾸는 과정에서 효율이 좋지 않다는 것을 의미한다. 굴뚝으로부터의 연기배출은 링겔만 차트(Ringelmann chart)에 의하여 검사한다. 매연의 경우 우리나라 배출허용기준은 링겔만 차트(비탁도) 2도 이하로 규정하고 있다(표 7-9, 그림 7-5).

표 7-9 • 링겔만 매연 농도표

carb 번호(농도)	흑색의 폭	백색의 폭	백색의 부분
No.0(0도)	전 백	–	100%
No.1(1도)	1.0mm	9.0mm	80%
No.2(2도)	2.3mm	7.7mm	60%
No.3(3도)	3.7mm	6.3mm	40%
No.4(4도)	5.5mm	4.5mm	20%
No.5(5도)	전 흑	–	0%

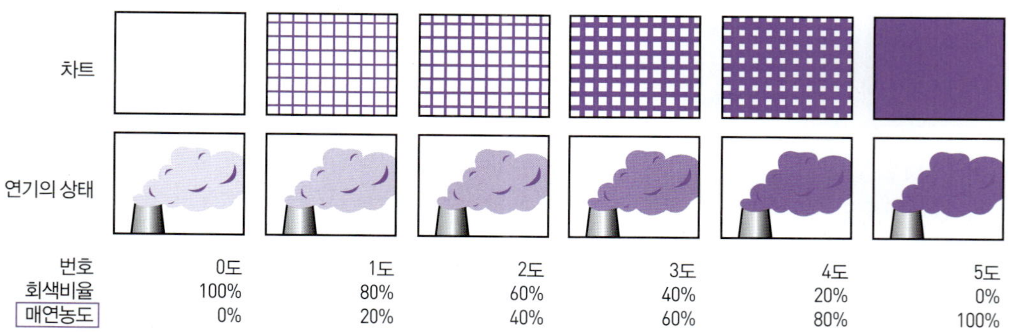

그림 7-5 • 링겔만 농도표

5) 입자물질 제거 방법

(1) 침강실(settling chamber)

침강실을 이용하는 것은 커다란 입자를 우선적으로 제거하는 제1단계적 방법이다. 그러나 침강실의 경우 직경 40~50μ 이하의 입자는 제거가 불가능하다. wire screen의 설치도 권장할 만하다.

(2) 사이클론(cyclone)

사이클론은 원심력을 이용한 장치로 먼지 제거에 주로 사용되나 금속연기에는 사용이 불가능하다. 유지비가 적게 들고 경제적인 반면 고성능의 것이라도 5μ이하의 작은 입자는 포착이 안 되어 걸러내기가 어렵다.

(3) 스쿠러버(scrubber)

스쿠러버는 공기나 가스를 정화 · 냉각하는 데 사용되며 주로 물이 이용된다. 1μ 이하의 입자에 대해서 습식인 것은 많은 에너지를 가하지 않는 한 효율은 낮다.

(4) 여과기(filter)

보통 여과기로서 사용되는 것은 직경 10~50cm, 길이 0.6~10m의 원통형 자루 모양으로 되어 있는데, 먼지는 자루 안벽에 붙어 있고 공기만 통과한다. 천으로 된 여과기의 효율은 축적된 먼지층에 의해 크게 좌우된다.

(5) 정전 집진기(electric precipitator)

가스의 온도나 건조상태에 관계없이 사용이 가능하나 시설비, 유지비가 많이 드는 단점이 있다. 0.5μ 이하의 작은 입자에 적합하므로 사이클론이나 침강실을 예비정화장치로 사용하는 것이 보통이다.

(6) 가스 제거방법

연소법(combustion), 흡수법(absorption), 흡착법(adsorption), 희석 등의 방법이 있다.

연소법은 탄화수소나 일산화탄소의 제거에 많이 사용되는 방법으로 문제가 되는 가스나 유해한 성분이 연소되는 경우에 사용되며 650℃ 소각로에서 평균 0.2~0.3초 정도 체류시킨다.

흡수법은 Spray Tower나 Scrubber를 이용하여 가용성 가스를 물 등의 액체에 흡수시켜 제거하는 방법으로 이 과정에서 입자상 물질도 제거할 수 있다. 이산화탄소는 물로 흡수하나, 산화질소의 경우에는 우선 공기나 산소로 산화하여 이산화탄소로 만들어야 한다.

흡착법은 오염물질의 농도가 낮고 다른 방법의 사용이 불가능할 때 사용하는 것으로 활성탄 등 극히 다공성 물질이 필요하게 되는데 이 경우에는 가스를 미리 냉각시켜야 한다. 사염화탄소 등과 같은 할로겐 탄화수소는 활성탄에 의한 흡착으로 제거된다.

04 수질오염

[1] 수질오염의 개념

수질오염은 산업발전과 인구의 증가에 의해 야기되었다. 인구의 증가는 가정하수의 양과 질에 심각한 문제를 발생시켰으며, 산업의 발달은 공장폐수의 하천 유입으로 자연 파괴를 초래하였다. 이에 따라 자정작용(self-purification)이 저하되어 지하수까지 오염되기에 이르렀다. 수질오염이란 물 속 오염물질이 증가하여 물의 자정능력이 상실된 상태를 의미한다. 즉 수질오염은 산업의 발달, 인구의 급증으로 산업폐수, 생활하수, 농축산폐수, 폐기 물 등이 호수, 하천, 하구, 연안, 토양에 침투하여 자연수역의 수질변화를 초래하여 수중생물의 생육이나 수자원 이용에 장애를 초래하는 것을 의미한다.

수질오염의 주범은 오늘날 종류가 다양하고 뾰족한 해결책을 찾지 못하고 있다. 수질오염원으로 ① 화학비료, 농약, 제초제 등에 의한 농경하수, ② 쇄석, 채석, 채탄 시 미분탄 등이 철이나 콘크리트를 부식시키며 어족이나 농업에 피해를 주는 광산폐수, ③ 가정하수나 산업폐수의 도시하수, ④ 공장폐수 등이 있다.

또한 수질오염원은 **점오염원(point-source)**과 **비점오염원(nonpoint-source)**으로 분류될 수 있다(그림 7–6).

점오염원은 한 지점 또는 좁은 구역에서 다량의 오염물질이 하천에 배출되는 오염원으로서 생활하수, 공장폐수, 축산폐수 등이 이에 속한다. 점오염원은 특히 갈수기에 하천의 오염 정도를 심화시킨다. 비점오염원은 오염원이 한 장소 또는 좁은 구역에 국한되어 있지 않고 넓은 장소에 산재되어 있는 경우로 도시지역, 농촌지역, 산림지역, 광산지역, 휴양지역 등에 산재되어 있는 오염원들이 여기에 속한다.

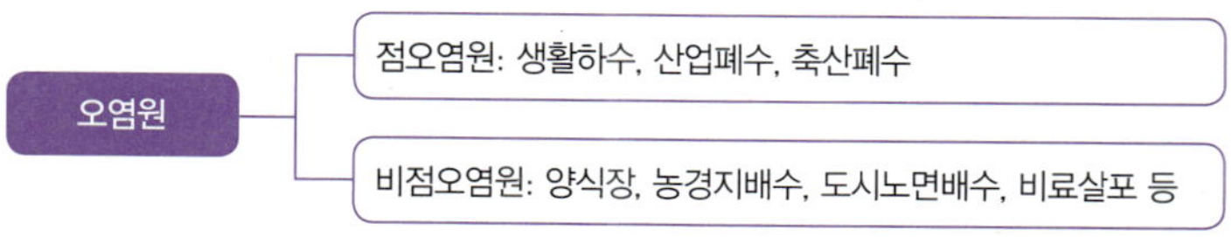

그림 7–6 • **수질오염원**

[2] 수질오염물질의 종류

(1) 유기물질: 가정하수, 공장폐수, 동물의 배설물로 용존산소(DO)의 고갈을 초래한다.

(2) 화학적 유해물질: 수은, 납, 카드뮴, 시안 등

(3) 병원균: 살모넬라균, 이질, 콜레라, 감염성 간염으로 수인성 감염병의 원인이 된다.

(4) 부영양화 물질: 도시하수, 농업배수의 유입은 질소, 인 등의 영양염류를 증가시킨다. 이러한 영양염류의 증가는 조류나 동식물성 plankton의 과도한 번식을 초래하여 DO의 감소, COD의 증가, 투명도 저하, 수중생물 · 어류의 사멸을 가져온다. 또한 염분이 감소되거나 수온이 상승하게 되면 적조현상이 발생한다.

(5) 미분해성 물질: 경성세제, PCB, DDT 등

[3] 수질오염의 영향

1) 인체에 미치는 영향(피해)

오염된 음료수를 음용함으로써 초래하는 직접적인 인체 영향은 수인성 질병의 감염과 기생충 질환의 감염이 있으며, 오염된 어패류나 농작물을 흡수함으로써 간접적인 피해가 초래된다. 인체에 영향을 주는 주요 유해물질에는 수은, 카드뮴, 불소화합물, 비소(As), PCB 등이 있다.

2) 농업에 대한 피해

Mg의 증가로 토양의 삼투압 현상이 일어나며, 농작물의 고사와 곡물오염을 초래한다. 축산물, 작물의 오염은 결국 인체에 해를 끼치게 된다.

3) 어업에 대한 피해

수질오염은 어패류, plankton, 해조류의 사멸을 초래하여 어류양식에 치명적인 피해를 가져온다. food chain에 의해 최종적으로는 인간에게 해를 준다.

4) 공업에 대한 피해

배관, 펌프, 고무제품 손상, 생산품 질 저하, 금속부분 부식을 초래하며 오염된 하수는 공업용수로의 사용도 불가능하다.

5) 상수도 원수의 피해

오염된 물은 상수도 원수에도 영향을 준다. 각종 수인성 감염병 발생의 원인을 제공하기도 한다. 오염된 물에서 발생하는 악취는 안통, 두통, 기침, 비염 등을 일으키며 수면에 떠다니는 유류는 화재발생의 위험이 있다. 또한 오염된 하천의 생선류를 섭취할 경우 중독증상을 초래하기도 한다.

6) 자연환경의 악화

오염된 하수로 인해 관광가치가 상실되고 문화재가 손실되는 등 자연환경의 악화를 초래하여 인간에게 정신적 피해를 주기도 한다.

05 환경호르몬(내분비계 장애물질)

환경호르몬이란 생물체에서 정상적으로 생성 · 분비되는 물질이 아니라, 인간의 산업활동을 통해서 생성 · 방출된 화학물질로, 생물체에 흡수되면 내분비계의 정상적인 기능을 방해하거나 혼란케 하는 화학물질을 말한다. 우리나라의 경우 환경호르몬, 내분비 교란물질, 내분비계 장애물질, 내분비계 교란물질 등으로 다양하게 불리고 있으나 환경호르몬보다 과학적인 용어라 할 수 있는 내분비계 장애물질로 용어를 통일하여 사용하고 있다.

내분비계 장애물질이 억제하는 호르몬의 종류 및 억제방법은 물질의 종류에 따라 각각 다르며, 극히 일부분만이 그 유해성이 명확하게 밝혀지고, 대부분의 경우 잠재적 위험성이 있을 것으로 추정하고 있는 실정이다. 지금까지 알려진 이들 물질의 특성을 생체 내에 호르몬과 비교하면 다음과 같다.

① 생체호르몬과는 달리 쉽게 분해되지 않고 안정하다.

② 환경 중 및 생체 내에 잔류하며 심지어 수년간 지속되기도 한다.

③ 인체 등 생물체의 지방 및 조직에 농축되는 성질이 있다.

내분비계 장애물질(Endocrine Disrupters; EDs)은 생물체 내의 내분비계(호르몬계)의 정상적인 작용을 방해하여 생식이상, 기형, 각종 암을 유발하는 환경 중의 화학물질을 말한다. 테오콜본은 '우리들의 도둑맞은 미래(Our Stolen Future)'에서 내분비계 장애물질 가설과 함께 각종 피해사례를 제시함으로써 내분비계 장애물질에 대한 세계인의 관심을 촉발시켰다.

내분비계 장애물질은 극히 적은 양으로 ① 생태계 및 인간의 생식기능 저하 · 생식기관 기형, ② 호르몬 분비의 불균형, ③ 성장억제, ④ 암, ⑤ 면역기능 억제 등을 유발한다.

1970년대에 나타난 사례로 불임 여성의 증가, 음경발달 부진, 1980년대 플로리다 악어의 부화율 감소, 성기의 왜소증상, 1990년대에는 남성의 정자수 감소, 수컷 잉어의 정소 축소, 바다고등어류의 자웅동체 등이 나타났다.

내분비계 장애물질 목록은 전 세계적으로 확정된 목록은 없으며, 세계야생보호기금(WWF)은 67종의 화학물질을 제시한 바 있다. 이들 물질 67종에는 DDT 등 유기염소계 농약, PCB 등 잔류성 유기 할로겐 화합물, 알킬페놀 및 비스페놀 A 등 산업용 화학물질, 다이옥신 등 부산물, 납, 카드뮴 등 중금속이 포함되어 있다.

다이소 아기욕조 환경호르몬 초과 검출...소비자 집단소송 움직임

– 여성신문, 2020.12.12

생활용품 전문점 다이소가 판매한 '코스마 아기욕조'에서 기준치의 612배를 초과하는 환경호르몬이 검출되면서 논란이 확산되고 있다.

산업통상자원부 국가기술표준원(이하 '국표원', 원장 이승우)은 문제가 된 아기욕조 제품의 배수구 마개에서 프탈레이트계 가소제 성분이 기준치의 612배가 검출됐다고 10일 밝혔다. 해당 성분은 플라스틱을 말랑말랑하게 만들기 위해 첨가하는 물질로 장기간 노출되면 간이나 신장 등에 치명적 손상을 줄 수 있다. 산업통상자원부 국가기술표준원은 제조업체에 전량 리콜 명령을 내렸다.

해당 욕조는 머리 받침대 높이가 낮아 신생아를 눕히기 좋고 가격 또한 저렴해 '출산 전 필수품', '국민욕조' 등으로 불리던 인기 육아템이다. 다이소를 포함해 네이버쇼핑 · 쿠팡 등 타 유통 플랫폼을 통해서도 판매 중이며, 제조사는 대현화학공업이다.

당국은 제조업체에 리콜 명령을 내렸고 제품을 판매한 다이소와 제조업체는 사과문과 함께 전액 환불하겠다는 방침이다. 그러나 해당 제품을 구입해 사용한 구매자를 중심으로 집단소송 움직임이 일고 있다.

법무법인 '대륙아주' 소속 변호사는 10일 한 맘카페에 유해물질 아기욕조 제조사를 상대로 손해배상 등 집단소송 제기 방침을 밝히고 오픈채팅을 통해 참여인을 모집하고 있다.

(후략)

제3절 식품위생

01 식품위생의 개요

[1] 식품위생의 정의

식품으로 인한 위해를 방지하여 인간의 건강 유지 · 증진을 도모하는 원리를 연구하고, 식품의 안전성을 기하기 위한 수단이나 기술을 식품위생이라고 한다.

우리나라 식품위생법(1962. 1. 20. 법률 제1007호로 제정 공포)에 의하면, '식품위생이라 함은 식품첨가물, 기구 및 용기와 포장을 대상으로 하는 음식물에 관한 모든 위생을 말한다'라고 규정하고 있다. 제1조에서는 '이 법은 식품으로 인한 위생상 위해의 방지와 식품영양의 질적 향상을 도모함으로써 국민 보건의 향상과 증진에 기여함을 목적으로 한다'라고 되어 있다. 식품위생학을 종합적으로 정의하면, 식품으로 인하여 일어날 수 있는 여러 가지 건강장애 요인을 제거하며, 인간이 건강한 식생활을 할 수 있도록 하는 수단과 기술이며, 생명과학이다. 따라서 식품위생학은 단적으로 말하면 식품의 재배, 생산, 제조, 가공으로부터 유통과정과 판매, 조리과정 및 인간이 섭취하는 과정까지의 모든 단계를 걸쳐 식품의 안전성과 완전무결성, 건전성을 확보하기 위한 모든 수단을 통해 인간의 건강을 추구하는 학문이라 정의할 수 있다.

인간의 생명활동과 건강 유지를 위해서 식품은 필수적 요소이다. 즉 인간이 일상생활을 유지하는 데 요구되는 의 · 식 · 주 중에서 가장 기본이 되는 것은 음식물이다. 아무리 많은 영양소를 갖추고 있다고 해도 안전성이 없는 식품이란 가치가 없으므로 항상 안전하고 청결하며 위생적인 식품공급이 이루어져야 한다. 따라서 식품위생은 식품을 통해서 일어나는 모든 질병으로부터 인간을 보호하는 데 그 뜻이 있다.

[2] 식품으로 인한 건강장애 예방

WHO에서는 건전한 식품을 확보하고 식품으로 인한 질병을 예방하기 위하여 가정과 소비자 차원에서 지켜야 할 황금률로 다음과 같은 것을 제시한 바 있다.

(1) 안전하게 가공된 식품을 선택할 것

(2) 철저하게 조리할 것

(3) 조리된 음식을 즉시 먹을 것

(4) 조리된 음식은 조심해서 저장할 것
(5) 한 번 조리되었던 음식은 철저히 재가열할 것
(6) 날로 된 식품과 조리된 음식이 섞이지 않도록 할 것
(7) 손을 자주 씻을것
(8) 부엌의 모든 표면을 아주 깨끗이 할 것
(9) 곤충이나 쥐, 기타 동물들을 피해서 식품을 보관할 것
(10) 깨끗한 물을 이용할 것

[3] 식품의 안전성과 건전성 위협 요인

(1) 자연환경 요인: 광선, 온도, 습도, 산소 등
(2) 생물학적 요인: 병원성 미생물, 미생물, 각종 기생충, 독성성분, 해충이나 곤충 등
(3) 식량 · 식품 생산요인: 화학 합성품, 가공처리 반응 생성물
(4) 환경 · 생활오염 요인: 대기오염, 수질오염, 토양오염, 각종 폐기물
(5) 사고: 유해 첨가물, 화학물질의 부정 사용, 부주의 등

[4] 위생교육

1) 위생교육 실시의 중점 사항

① 식품 생산자나 취급자로서 식품의 안전성 확보에 대한 책임감을 확고하게 심어준다.
② 식품의 생산자나 취급자는 언제나 국민건강 생활의 중요성을 인식하고 실천하도록 강조한다.
③ 식품과 병원균, 기타 유해물질, 건강장애를 일으키기 쉬운 식품에 대한 지식을 습득시킨다.
④ 직장의 환경위생과 식품오염의 상관성을 주지시킨다.
⑤ 언제나 자신을 가지고 업무에 종사할 수 있도록 위생에 관한 확고한 지식을 보급시켜야 한다.

2) 식품 생산자(취급자)가 준수해야 할 위생적 습관

① 손톱은 언제나 짧게 깎고 손톱 밑에 때가 끼지 않도록 청결히 하여야 하며, 머리카락은 먼지가 부착되므로 깨끗이 가다듬고, 작업 중에는 반드시 모자를 쓴다.
② 작업을 시작할 때, 화장실에 다녀온 후 또는 불결한 기구를 만졌을 때는 손을 깨끗이 씻어야 한다.

[5] 식품의 안전성과 식품위해요소 중점관리기준(HACCP)

식품의 안전성을 위해 인체에 위해를 일으킬 수 있는 요인을 제거하는 것이 중요하지만, 그것보다 먼저 식품의 안전성 여부를 확인하는 것이 선행되어야 한다. 이를 위하여 식품위해요소 중점관리기준이라는 제도를 시행하고 있는데 식품위해요소 중점관리기준(Hazard Anakysis

Critical Control Point, HACCP)

제도란 식품의 안전성을 확보하기 위하여 특정 위해요소를 알아내고(Hazard Analysis, HA), 이들 위해요소들을 미연에 방지하고 그 관리기법을 마련하기 위한 제도이다(Critical Control Point, CCP). 즉, HACCP란 위해요소를 평가하고 위험요소를 분석하여, 구체적인 관리방법을 설정하기 위한 하나의 도구이다. 구체적인 관리방법이란 최종 제품의 검사나 지금까지 수행해 왔던 검사방법에 의존하기보다는 사전 방지와 관리에 중점을 두는 방법을 말한다.

HACCP제도는 제품의 생산과 관련된 설비 · 설계의 발전, 가공공정의 발전, 기술발전 등의 변화를 수용할 수 있으며, 이를 적용함으로써 식품안전상을 향상시킬 뿐만 아니라, 자원 활용의 효율성 제고나 생산시 문제점의 신속한 대응도 가능하게 한다. 또한 식품관리 행정당국으로서도, HACCP제도를 적용한다면 건강위해요인이 높은 부분을 집중적으로 감시하는 데 도움이 되며, 더 나아가서 식품안전상에 대한 신뢰를 향상시켜 국내 · 국제간 교역을 증진시킨다.

HACCP는 원료의 생산자로부터 최종 소비자까지의 전 단계에 적용할 수 있으나, 처음에 착안된 사항은 생산된 식품의 안전성에 책임이 있는 식품 제조 · 가공업소와 식품관리 행정당국에서 사용할 목적으로 작성되었다. HACCP는 7가지의 기본활동으로 구성되며, 이의 적용을 통하여 좀 더 안전한 식품을 생산하려는 목표를 달성할 수 있다. 이 7가지의 기본활동은 위해평가, 중요관리점(Critical Control Point, CCP)의 확인, 관리기준(critical limit), 모니터링, 개선방법 및 확인방법의 설정과 문서화이다. 만약 CCP의 관리기준을 벗어나면 이것이 적시에 발견되고, 다시 관리 상태에 들어가도록 적절한 조치를 취함으로써 위해한 식품이 소비자에게 공급되는 것을 차단하게 된다.

HACCP의 성공적인 적용을 위해서는 다분야 참여방식(multidisciplinary approach)의 적용이 필요하고, 관리자과 작업자의 적극적인 수행과 참여가 요구된다. HACCP의 기본활동을 위한 훈련 및 교육은 업계가 HACCP계획을 발전 · 적용시키고, 식품관리 행정당국이 확인검사를 하기 위해 필수적인 요건이다. HACCP는 ISO 9000계열과 같은 품질관리제도와 대체될 수도 있으나, HACCP는 특히 건강손상이나 식이성 질병을 야기할 수 있는 고위해공정관리를 위한 것이다. 즉, HACCP란 식품위생관리를 위한 선택적인 제도인 것이다.

많은 식품제조 · 가공업소에서는 이미 HACCP를 공정에 적용하고 있다. HACCP 제도에서 제시된 안전성 확보기준은 급속히 선진국 식품산업의 규격이 되고 있으며, 미국, 캐나다 등의 식품위생행정당국은 HACCP의 적용을 권장하고 있다. 또한 HACCP는 여러 식품의 국제식품규격(Codex) 위생규범에도 적용되고 있다. 다시 말해 HACCP에 대한 식품업계나 행정당국의 인식과 이해증진에 대한 요구가 빠르게 늘고 있다.

02 식품의 부패와 보존

[1] 식품의 부패

1) 미생물에 의한 식품의 오염

(1) 자연환경으로부터의 오염

① 토양 미생물

토양 중의 미생물은 하천이나 호수에 들어가 물을 오염시키며 공기 중에 날리어 공중 낙하 세균을 형성하기도 한다. 따라서 채소, 과실, 곡류, 축산물 등은 직 · 간접적으로 토양 미생물에 오염되기 쉽다. 식품의 오염에 특히 관계있는 토양 세균으로는 바실루스(*Bacillus*), 콜로스트리듐(*Clostridium*), 미크로코쿠스(*Micrococcus*), 슈도모나스(*Pseudomonas*), 대장균(*Escherichia coli*) 등의 세균과 진균류의 곰팡이와 효모 등이 있다.

② 담수 세균

하천, 못, 늪 등의 물 속에는 본래의 미생물군이 존재하나, 항상 토양이나 분변, 하수로부터 미생물의 오염을 받고 때로는 병원성 세균도 포함될 때가 있어 위험한 경우가 많다. 따라서 상수도가 공급되지 않는 지역에서 이들을 세척수나 음료수로 사용할 경우 식품의 오염을 증대시키는 결과를 낳게 된다.

③ 해수 세균

해수에는 1~3%의 낮은 염도에서 증식하는 세균이 많으며 깊은 바다보다는 해수 표면과 연안에 많다. 연안 해수는 육지로부터 하수 세균, 담수 세균, 분변 미생물 등의 오염을 받으며, 특히 어항이나 포구 주변의 오염은 심각하여 이러한 해수를 물고기나 어조의 세정에 사용할 경우 위생상 극히 위험하다.

④ 공중 낙하 세균

공기중에 떠다니는 미생물의 근원은 토양이다. 공기 중에서는 자외선의 살균작용, 수분 및 영양분의 부족 등으로 미생물의 증식이 불가능하므로 곰팡이, 효모의 포자와 세균의 포자 및 구균 등이 주요 부분을 차지한다. 공중 낙하 세균의 수량은 장소, 기후 상태에 따라 다르며, 특히 습도가 높을 경우에는 그람음성 간균도 살아 있는 상태로 존재하므로 직 · 간접적으로 식품의 제조나 보관 중에 오염되어 품질에 나쁜 영향을 미치기도 한다.

⑤ 분변 세균과 동 · 식물체 부착균

사람이나 동물의 구강, 소장, 대장 등에는 각각의 고유한 미생물군이 형성되어 있으며, 이들이 분변으로 배설되어 토양이나 하수에 오염된다. 포유동물의 분변 미생물군 중에는 대장균, 장구균, 콜로스트리듐, 락토바실루스 비피더스 등이 많으며, 프로테우스, 슈도모나스 등도 존재한다.

(2) 식품의 처리, 가공, 저장과정에서의 오염

식품의 원료인 농산물, 축산물, 수산물은 재배나 성장 등의 과정에서 1차적으로 오염될 수 있고, 수확, 채취, 어획, 도살 등의 처리와 수집, 운반, 가공, 저장 등의 과정에서 2차 오염이 될 수 있으며, 불량한 환경하에서 그 오염도는 더욱 커지게 된다.

식품 제조 및 가공업자는 1차 오염이 적은 양질의 원료와 용수를 확보하여야 하는 것은 물론이고, 각종 처리 및 가공, 저장에 관련된 시설과 환경, 종업원의 위생관리를 철저히 하여 2차 오염을 방지하여야 한다.

2) 식품의 변질

식품을 자연조건에 방치하면 본래의 성질을 잃게 되어, 영양물 · 비타민의 파괴와 향미가 손상되며 탈수가 되어 식용에 부적합하게 되는 현상을 변질(spoilage)이라 한다. 이것은 단순히 수분의 증발과 빛, 온도에 의한 변질도 있으나 식품 중의 효소의 작용과 공기 중의 산소의 산화작용에 의한 변질도 있다.

(1) 식품의 발효와 부패 및 변패

① 발효: 식품의 성분 중 탄수화물이나 단백질 등이 미생물에 의하여 분해되어 더욱 유용한 용도로 사람이 이용하게 되는 것으로, 생성물에 따라 알코올 발효, 아세트산 발효 등으로 구분하며, 또 콩 단백질의 분해를 이용하는 된장, 간장도 발효식품에 속한다.

② 부패: 식품 중의 단백질, 지방질, 탄수화물 등의 성분이 자체 효소나 미생물의 작용에 의하여 본래의 식품 가치를 잃어버리는 현상이라 할 수 있다. 그러나 엄밀한 의미에서 부패는 육류나 달걀, 어패류 등과 같은 단백질을 주성분으로 하는 식품에서 생기는 유해한 변질을 말한다.

③ 변패: 대개 질소를 함유하지 않은 성분, 즉 지방질이나 탄수화물이 공기나 물, 광선, 열, 효소 등의 물리 · 화학적 요인이나 미생물적 요인에 의하여 변질되는 것으로 변패 시의 분해산물은 단백질의 부패에 비하여 유해한 것이 적다. 그러나 대부분의 식품이 단백질, 탄수화물, 지방질 등이 섞여 있는 혼합체이므로 식품의 변질된 상태를 부패냐, 변패냐로 명확히 구분하기는 힘들다.

(2) 부패 미생물

① 과일, 채소 및 곡류

과일과 채소류는 자가 소화에 의하여 부패가 시작되나 사상균에 의해 일어나는 경우도 있다. 또 곡물가루는 젖산균이나 호기성 세균인 바실루스 서브틸리스(Bacillus subtilis)에 의하여 산패되기도 한다.

② 육류

육류는 자가 소화나 산을 생성하지 않는 세균과 사상균에 의한 부패도 있으나, 대표적인 것은 바실루스 푸트리피쿠스, 프로테우스 불가리스, 세라티아속 등의 무포자 세균과 바실루스 서브틸리스, 콜로스트리듐 스포포게네스 등의 포자 형성균이다.

③ 어패류

어패류의 부패 세균은 대개 수중 세균으로, 대표적인 것은 아크로모박터속, 슈도모나스속, 플라보박테륨속, 미크로코쿠스속 등이고, 조개류의 부패는 대장균과 토양 세균이 주로 관여하고 있다.

④ 통조림 식품

통조림 식품 부패에는 내열성, 혐기성 세균이 많이 관여하며 부패와 동시에 식중독을 일으키는 콜로스트리듐 보툴리눔 등의 콜로스트리듐속이 대표적이다.

⑤ 우유 및 낙농 제품

우유는 모든 영양소가 골고루 함유되어 있어 우유의 부패에는 효모, 사상균, 세균 등 거의 모든 미생물이 관여한다. 효모는 오듐 락티스, 세균은 스트렙토코쿠스 락티스, 젖산균 등이며, 알칼리게네스 비스코락티스는 우유를 끈적끈적하게 하고 세라티아 말세선스는 우유를 분홍색으로 만든다.

(3) 부패의 판정

① 화학적 방법

어육이나 축산물 등의 동물성 식품은 pH, 휘발성 염기 질소, 트리메틸아민 등 부패 산물의 양적인 변화를 측정하여 초기 부패를 판단한다. 즉, 어육은 휘발성 염기 질소의 양이 20~30mg이면 초기 부패로 판정한다.

② 물리적 방법

식품의 경도, 탄성, 점성 등의 물리적인 특성을 측정하는 방법으로, 간단하고 신속하나 같은 식품이라도 오차가 커서 부패의 판정법으로는 화학적 방법에 비해 신뢰성이 떨어진다.

③ 미생물적 방법

식품 중의 생균수를 측정하여 선도를 판정하는 방법으로, 육류나 어류는 생균수가 $1cm^2$ 당 106~107에 달하면 부패된 냄새가 난다. 그러나 이 방법은 24~48시간 배양해야 하고 모든 미생물이 똑같은 배지에서 증식하지 않으며 생균수의 증가가 반드시 부패의 진행과 일치하지 않는 점 등의 문제가 있다.

[2] 식품의 보존

식품보존을 위한 방법은 다음과 같이 다양한 방법이 있다(그림 7-7).

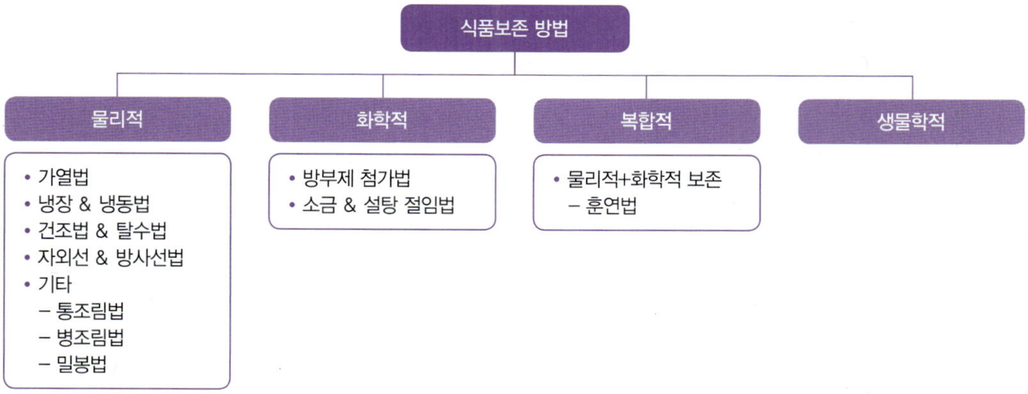

그림 7-7 • 식품보존 방법

1) 물리적인 처리법

(1) 냉장 및 냉동법

식품을 저온에서 보존함으로써 식품 성분들의 화학반응이나 유해한 미생물의 증식을 억제하여 장기간 품질을 유지하는 방법이다. 0~10℃의 저온에서 보존하는 것을 냉장, 0℃ 이하의 온도에서 동결시켜 보존하는 것을 냉동이라 한다.

(2) 가열법

일정 시간 식품을 가열하여 미생물을 사멸하고 효소를 불활성화하여 식품의 부패나 변질을 방지하는 방법으로 옛날부터 널리 이용되어온 식품 보존법의 하나이다. 보통 세균은 70℃에서 30분 정도면 죽으나 포자 형성 세균은 120℃에서 20분 정도 가열하여야 한다. 우유, 과즙, 주류 등에 이용하는 저온 살균법과 육류, 어육 등의 가공품의 장기 보존을 위한 고온 살균법이 있다.

(3) 건조법

미생물이 이용할 수 있는 식품 중의 수분을 제거하여 미생물의 증식과 활동을 억제하는 방법이다. 식품의 종류에 따라 부패 방지 효과가 있는 수분 한계는 다르며 보통 육류, 어류, 우유, 곡류 등은 수분이 20% 이하가 되어야 부패를 방지할 수 있고, 산이 많은 식품은 25~30% 정도에서도 장기 보존이 가능하다. 햇빛 등의 자연을 이용하는 천일 건조법과 인공적으로 탈수, 건조하는 열풍 건조, 분무 건조, 적외선 건조 등의 방법이 있다.

(4) 환경 기체 조절 저장법(CA; controlled atmosphere 저장법)

식품이 존재하는 환경, 즉 포장 용기나 저장고 내의 기체 조성을 인위적으로 조절하여 증산이나 호흡작용 등의 생리적 작용이나 미생물의 성장을 억제함으로써, 영양성분의 손실과 부패를 방지하여 식품의 장기 저장을 가능하게 하는 방법이다.

2) 화학적인 처리법

(1) 염장법

식품에 다량의 식염을 첨가하면 삼투압에 의하여 식품의 수분은 탈수되고, 식품 내부로 소금이 침투하여 호기성 세균의 성장이 억제된다. 또, 식염 중의 염소 이온에 의한 방부 효과도 기대되므로 옛날부터 이용하여온 식품 보존법의 하나이다.

(2) 당장법

설탕 등 당 농도가 높은 상태에서는 삼투압에 의해 세균의 번식이 억제되며, 또 첨가한 당에 의해 식품의 기호성도 증대되는 것을 이용하는 방법이다. 50% 정도의 당 농도에서 효모, 곰팡이 등은 거의 발육하지 못한다.

(3) 산 첨가법

보통 부패성 세균의 최적 pH는 중성이나 알칼리성 부근이므로, 시트르산, 젖산, 아세트산 등의 유기산을 첨가하여 식품의 pH를 낮추어서 이들 세균의 발육을 억제시킴으로써 식품을 보존하는 방법이다.

(4) 식품 보존료

식품에 적당량의 보존료를 첨가하여 미생물의 증식에 의해 일어나는 부패나 변질을 방지하여 보존성을 높이는 방법으로서, 벤조산, 소르브산, 디히드로아세트산, 파라옥시벤조산 에스테르, 프로피온산의 5종류가 보존료로서 널리 이용된다.

(5) 훈연법

육류와 어류 등 동물성 식품의 보존에 주로 사용된다. 목재가 불완전 연소될 때 생성되는 페놀류, 알데히드류, 포름산, 아세트산 등이 유해 미생물의 성장을 억제하고, 식품 자체의 산화적인 변패를 방지하는 효과를 나타낸다.

(6) 천연물의 이용

마늘, 고추, 겨자와 같은 향신료는 항균작용이 강하여 옛날부터 식품 보존뿐 아니라 약용으로도 이용되어 왔으며 클로브, 로즈마리, 타임, 세지 등도 항균작용과 산화 방지성이 강한 것으로 알려져 이들의 추출물이 지방질 식품의 산화 방지 등 식품의 보존에 활용되고 있다.

03 식중독

[1] 식중독의 개요

1) 식중독의 정의

급성 증상을 나타내는 경우뿐 아니라 식품에 잔류해 있는 미량의 화학물질을 계속하여 섭취함으로써 오랜 시간이 지난 후에 증상이 나타나는 만성적인 경우도 식중독의 범위로 취급됨에 따라, 최근에는 급성 위장염의 증상을 주로 하는 세균성 식중독을 '좁은 의미의 식중독'이라고 하는 경우도 있다.

또, 원인 불명인 경우에도 그 증상이 음식물과 관계가 있다고 인정될 때에는 식중독으로 분류되고 있다. 이에 식중독은 병원성 미생물이나 독성 화학물질이 함유되어 있거나 오염된 식품을 섭취한 후 단시간내에 갑작스럽게 발생되는 건강상의 장애를 의미하며, 주증상으로는 구토, 오심, 복통, 설사 등의 급성 위장증세가 있으며, 추가적으로는 언어, 운동, 시력장애 등의 신경증상도 동반한다.

2) 식중독의 발생상황

(1) 월별 발생상황

해마다 3~4월에 걸쳐서 완만한 증가 추세를 보이다가 5월을 기점으로 하여 9월까지는 급격한 증가를 보여서 우리나라 식중독 연간 발생 중 환자 수의 92% 이상을 차지하고 있다.

(2) 직업별 발생상황

무직이 가장 많고, 농민, 학생, 노동자, 공무원의 순서이다.

(3) 원인 식품별 발생상황

어패류가 가장 많고 다음이 육류 및 그 가공식품, 곡류 및 그 가공식품의 순서이며, 이 외에 복합 조리식품, 과자류, 빵류, 술 등의 순서이다.

(4) 연령별 식중독 발생상황

20대가 가장 많고 다음이 10대, 30대, 40대, 10대 미만, 50대 순서로 나타났다.

(5) 성별 발생상황

성별로 보면 남자가 여자보다 발생 환자 수가 우위를 차지하고 있다.

(6) 섭취 장소별 발생상황

가정에서의 식중독 발생 수가 압도적으로 높고, 그 다음이 집단 급식과 관련된 직장으로 나타나

외식업과 관련된 음식점에서의 매식 행위가 주된 원인일 것으로 생각된다.

3) 식중독의 분류

식중독의 분류 방법에는 여러 가지가 있으나 대체로 원인 물질에 따라 세균성 식중독, 자연독 식중독, 곰팡이독 식중독, 화학물질에 의한 식중독 등으로 분류한다(그림 7-8).

[2] 세균성 식중독

병원성 세균에 의하여 발생되는 감염병, 특히 경구 감염병과 세균성 식중독을 구별하는 이유는 경구 감염병의 경우, 식품은 단지 병원균의 운반자로서의 역할을 할 뿐이며 미량의 병원균이 체내에 침입해도 감염이 되나, 세균성 식중독의 경우는 식품 중에 일정량 이상의 원인 세균이나 세균 독소가 축적되어야만 비로소 식중독이 성립되는 차이가 있다. 세균성 식중독은 감염형과 독소형으로 구분되며, 감염형에는 살모넬라, 장염 비브리오, 병원성 대장균, 장구균이 있고, 독소형에는 포도상구균, 보툴리누스, 웰치균 식중독, 비브리오 패혈증이 있다.

세균성 식중독은 다음과 같은 조건에서 발생된다. 첫째, 세균증식에 필요한 영양소나 수분을 함유한 식품이 있어야 한다. 둘째, 세균발육에 알맞은 온도와 습도가 갖추어져야 한다. 마지막으로 원인 세균에 따른 특정한 음식물이 있어야 한다.

이에 세균성 식중독을 예방하려면, 세균에 의한 오염을 방지하고, 세균증식을 막으며, 세균을 사멸해야 한다.

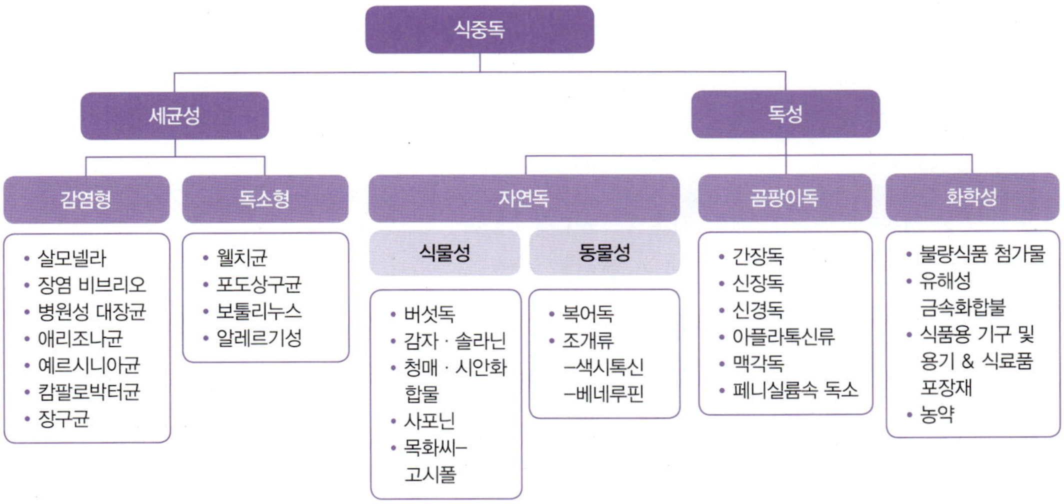

그림 7-8 • 식중독의 분류

1) 세균성 감염형 식중독

(1) 살모넬라균

① 역사

살모넬라라 함은 1885년 살몬(Salmon, D. E.)과 스미스(Smith, T.)가 돼지콜레라의 병원균을 발견한 것을 기념하여 이와 유사한 성상을 보이는 세균류에 붙인 속명이다(1934년). 이 균은 일명 가트너균이라고도 하며 현재 살모넬라 엔테리티디스(*Salmonella Enteritidis*)로 불리는 것으로 역사적으로 가장 오래된 식중독균이다.

② 원인 세균의 성상과 특징

살모넬라는 장내 세균과에 속하는 아포가 없는 그람음성의 간균으로 편모가 있으며 운동성을 가진다. 다소의 예외는 있으나 보통 그 크기가 2~3μm×0.6μm로, 호기성 또는 통성 혐기성이며 보통 한천배지에서 잘 발육하여 24~48시간에 지름 2~3mm의 대장균과 비슷한 집락을 형성한다. 발육에 적절한 온도는 35~37℃이며 pH는 7.0~8.0이다.

③ 원인 식품 및 감염경로

살모넬라 식중독의 오염원으로 과거 중요시하였던 것으로는 쥐를 들 수 있다. 그러나 근래에 와서는 포유동물 및 조류의 장관 내에 이 균이 보균되어 있는 점이 중시되어 식육류 및 난류의 오염이 감염원으로서 더욱 중요시 되고 있다. 이 균의 감염경로에 대해서는 보균 동물의 고기를 날것으로 섭취하여 직접 감염되는(1차 감염) 경우가 있고, 보균 동물의 배설물에 식품이 오염되거나 또는 쥐와 파리, 바퀴 등의 곤충에 의해 매개되기도 하고 보균자인 조리자에 의해 식품이 오염되는(2차 감염) 등의 경우가 있다.

④ 증상

주요 증상은 심한 위장염 증상인 복통, 설사, 발열 등이며 전신권태, 식욕감퇴, 두통, 구역질, 구토, 현기증 등을 수반한다. 설사는 녹색을 띠는 경우가 많으나 때로는 혈변과 점혈변을 배설하는 경우도 있고 배변횟수는 하루 수회에 이른다. 발열은 급격하게 시작하여 38℃ 전후까지 올라간다.

⑤ 예방대책

- 식품을 저온 보존해야 하며, 저온 유통이 필요하다.
- 음식을 가급적 섭취하기 직전에 가열한다.
- 음식물이 보균자에 의하여 오염되지 않도록 식품의 조리 및 식품의 제조 등에 참여하는 자는 정기적으로 검진을 해야 한다.
- 중요한 오염원인 쥐나 애완동물에 의한 오염을 방지하고, 파리나 바퀴 등 해충에 의한 전파를 방지해야 하며 이를 위해서 조리장, 가공장, 창고 등의 식품 취급 설비에 대해서 방서 및 방충 설비 등 위생관리를 철저히 하여야 한다.

(2) 장염 비브리오균

① 역사

장염 비브리오로 인한 식중독을 최초로 보고한 나라는 일본으로, 1950년 10월 오사카를 중심으로 발생된 식중독 사건의 원인을 조사한 결과 전갱이포 등에서 균을 분리하였다. 이어서, 1955년 요코하마에서 오이 소금 절임으로 발생된 식중독 사건에서도 유사한 균을 분리하였다.

② 원인 세균의 성상과 특징

장염 비브리오는 콜레라와 같이 비브리오속에 속한다. 이 균은 통성 혐기성으로 아포를 형성하지 않는 운동성의 간균이며, 호염성이 있어 식염(NaCl)을 2~5%(3%에서 최적) 첨가해 주면 쉽게 발육을 한다. 이 균의 적절한 발육 온도는 30~37℃로서 10℃ 이하에서는 잘 발육하지 않는다. 발육 pH는 5.3~10.0이며 최적 pH는 7.4~8.2이다. 이 균의 세대 시간(1개에서 2개로 분열되는 시간)은 매우 빨라서 약 10분으로 대장균과 이질균 등의 약 2배의 속도로 증식하는 특징이 있다.

③ 원인 식품 및 감염경로

원인 식품은 어패류가 압도적이고 생선회나 생선초밥 등의 생식이 식중독의 주원인이 되며 그 가공품에 의한 것도 많다. 그 밖에 도시락 등의 복합조리 식품도 원인 식품인데, 이는 어패류뿐만 아니라 오염된 어패류로부터 조리 기구, 행주, 손 등을 거쳐 2차 오염이 된 것으로 볼 수 있다.

④ 증상

이 식중독의 잠복기는 8~20시간으로 평균 12시간 정도이다. 환자의 공통적인 주요 증상은 복통과 설사인데, 복통은 위 또는 상복부에 격렬한 통증을 나타내는 경우가 많다. 설사는 대부분 1일 수회 정도이며, 중증인 경우에는 하루 10회 이상 점액변과 점혈변을 배설하는 경우가 많다. 구역질, 구토 등을 보일 때도 있는데, 대개는 수회 정도이며 그 이상인 경우도 있다. 복통, 설사가 계속되며 37~39℃로 발열하기도 한다.

⑤ 예방대책

어패류의 경우, 포획에서 최종 소비자까지의 과정에서 이 균이 증식 불가능하도록 저온 관리를 하는 것이며 다른 식품으로의 2차 오염을 방지하여야 하는 것이다.

(3) 병원성 대장균

① 역사

대장균(*Escherichia coli*)은 사람과 동물의 장관에서 정상 세균총으로 언제나 존재하고 있으며, 또 자연계에도 널리 분포되어 있다. 이는 식품의 위생검사에서 분변오염의 지표로 이용되어 왔다. 그러나 일부의 대장균은 사람과 동물의 장관에 감염하여 설사나 급성 장염을 일으키는 원인이 되는데, 이를 장내에 항상 있는 대장균과 구별하여 병원성 대장균이라 한다.

② 원인 세균의 성상과 특징

대장균은 장내 세균과에 속하는 간균으로 편모가 있어서 운동성을 갖지만 편모가 없고 운동성이 없는 것도 있다. 일반적으로 호기성 또는 통성 혐기성균이며, 보통 한천배지에서 잘 발육하고 발육에 가장 좋은 온도는 37℃이다. 한천 평판상에서 원형의 불투명한 회백색의 집락을 형성한다.

③ 원인 식품과 감염경로

지금까지 보고된 원인 식품으로는 햄, 치즈, 소시지, 크로켓, 야채 샐러드, 분유, 파이, 도시락, 두부 및 가공품, 우유 등이 있다. 이질이나 장티푸스와 같은 경구 감염병과 같이 물을 매개로 한 수계의 집단 발생 예도 보인다. 유아나 어린이들 사이에는 접촉 감염에 의한 경우도 있으나, 일반적으로는 균이 일단 식품 중에서 증식되고 그것을 섭취함으로써 감염되고 발병한다.

④ 증상

대장균에 의한 장관오염병은 그 원인 세균의 형에 따라 조금씩 다르므로 설사, 복통을 주요 증상으로 위장염형, 이질과 유사한 증상을 보이는 이질형 그리고 출혈성 대장염형 등으로 분류되고 있다. 환자의 공통적인 증상은 복통과 설사이며, 복통은 상복부 통증이 주된 것이며 설사는 혈액이나 농이 섞이는 때도 있어 세균성 이질과 구별하기 어렵다.

⑤ 예방대책

예방은 대개 감염형 식중독의 경우와 같은 주의가 필요하며, 특히 식품과 음료수의 가열이 유효한 예방책이다.

(4) 애리조나균

애리조나(Arizona)균은 1939년 미국의 애리조나 주에서 서식하는 도마뱀에서 처음으로 분리하였는데, 생태 및 자연계에서의 분포는 살모넬라와 비슷하며, 특히 파충류나 가금류에서 검출률이 높다. 포유동물의 보균상태는 충분히 조사된 바는 없으나 어느 정도의 균이 있다고 추측된다.

이 식중독의 원인 식품으로 들 수 있는 것은 살모넬라 식중독의 경우와 비슷하며, 닭이나 칠면조 등으로부터 분리율이 높기 때문에 이들의 식품이나 난류가 원인이 될 수 있다.

(5) 예르시니아균

예르시니아 엔테로콜리티카(*Yersinia enterocolitica*)에 의한 식중독으로, 이는 감염형이다. 이 균은 페스트균 및 유사 결핵균과 같이 현재에는 장내 세균과에 편입되어 예르시니아속으로 분류되어 있다. 이 균의 발육에 적절한 온도는 다른 식중독 원인 세균보다 낮으며, 특히 4~5℃에서도 증식이 가능하기 때문에 식품의 보존에 주의하여야 하고, 식품의 가열은 이 식중독의 예방에 효과적이다.

(6) 캄필로박터균

캄필로박터(*campylobacter*)는 오래 전부터 소와 양의 유산을 일으키는 세균으로 알려져 왔으며 비브리오속으로 분류되었으나, 1970년대에 들어와서 사람에게도 설사를 일으키는 장염의 원인균으로 밝혀졌다. 원인균은 캄필로박터속의 균 중에서도 캄필로박터 제주니(*Campylobacter jejuni*)이며, 캄필로박터 콜리(*C. coli*)도 흔하지는 않으나 가끔 분리된다. 이 식중독의 잠복기는 2~7일로 추정되고 있으며 주요 증상은 설사, 복통과 발열 등이다.

(7) 장구균

장구균은 포도상구균속으로 분류되며 그 중 스트렙토코쿠스 페칼리스(*Streptococcus faecalis*)가 식중독을 일으키는 원인이다. 이 균은 10~45℃에서 발육하며 pH 9.6에서 발육할 수 있고 60℃에서 30분간의 가열로 활성을 잃는다.

이 균은 사람이나 동물의 장내 상재균으로 이들의 오염에 의해서 식품이 2차적으로 오염을 받기 쉬우며, 이 균이 증식된 식품은 모두 식중독의 원인이 될 수 있다. 따라서 원인식품으로 특별히 한정된 것이 없으며, 지금까지 보고된 원인 식품은 치즈, 소시지, 크로켓, 코코넛, 크림, 파이, 분유, 두부와 그 가공품 등 그 종류가 다양하다.

2) 세균성 독소형 식중독

(1) 웰치균에 의한 식중독

① 역사

웰치균(Welchii)은 사람과 동물의 분변이나 토양, 하수 등에 널리 분포하고 있고, 제2차 세계대전 이후 발생이 점점 많아졌으며, 대표적인 사건으로 학교 급식에서의 고기 수프에 의한 사건, 닭고기를 원인 식품으로 한 발생 등이 보고된 바 있다.

② 원인 세균의 성상과 특징

이 균은 발육에 산소가 필요하지 않는 편성 혐기성이며 그람양성의 간균으로 아포를 형성한다. 이 균은 12종류의 독소를 생산하며, 그 종류에 따라 A, B, C, D, E, F의 6가지 형으로 분류된다. 이들 독소형 중에서 사람에게 식중독을 일으키는 것은 대부분 A형 독이다. 이 A형의 독의 아포는 내열성이므로 100℃에서 1~4시간의 가열에도 사멸하지 않는다. 웰치균은 15~50℃에서 발육하고, 발육의 최적 온도는 일반 세균보다 높은 43~47℃이다. 최적 pH는 5.5~8.0이며 pH 5.0 이하나 pH 9.0 이상에서는 발육하지 않는다.

③ 원인 식품 및 오염경로

웰치균에 의한 식중독의 원인인 식품은 외국의 예를 볼 때 육류와 그 가공품을 비롯하여 어육이나 기름에 튀긴 식품 등으로 추정되고 있다. 그 밖에 특수하게 면류, 감주 등도 원인 식품이 될 수 있으나 주된 특징은 동 · 식물성 단백질 식품이며, 특히 가열 조리된 식품이 원인이 된다.

④ 예방대책

가열 조리된 식품의 저온 보존에 의해 아포의 발육 증식을 방지하며, 섭취 직전에 철저히 재가열함으로써 균이 사멸하도록 하여야 한다. 또, 식품을 작은 용기에 나누어 담아 가능한 한 혐기상태가 되지 않도록 하여 아포의 발아를 방지하는 것도 유효한 수단의 하나라고 할 수 있다.

(2) 포도상구균

① 역사

사람이나 동물의 화농성 질환의 대표적 원인균인 **포도상구균**은 독소형 식중독의 대표적인 것으로서, 1914년 바버(Barber)에 의하여 최초로 밝혀졌다.

② 원인 세균의 성상과 특징

이 균은 황색포도상구균으로 불리며 식품 중에서 증식하여 엔테로톡신(*enterotoxin*)을 생산하는데, 이 독소는 내열성이 있으므로 100°C에서 30분간 가열하여도 무독화되지 않는다.

③ 원인 식품 및 감염경로

전세계적으로 공통된 주요 원인 식품은 우유, 크림 과자, 버터, 치즈 등의 유제품이다. 그러나 식생활의 차이 때문에 나라마다 주요 원인 식품도 달라서, 우리나라에서는 김밥, 도시락 등과 찹쌀떡이나 찰떡 등 곡류와 그 가공품이 원인 식품인 경우가 비교적 많은 것으로 보고되고 있다.

④ 증상

주된 증상은 급성 위장염으로 발병은 급격히 시작되며, 처음에는 타액의 분비가 증가되다가 이어서 구역질, 구토, 복통, 설사를 일으킨다.

⑤ 예방대책

식품 취급자는 항상 손을 깨끗이 하고 청결한 마스크, 모자, 위생복의 사용을 철저히 하는 등 되도록 세균오염의 기회가 없도록 해야 한다. 특히 식품 취급자가 화농성 질환에 걸려 있을 때에는 조리 등의 업무에 종사시켜서는 안 된다.

(3) 보툴리누스균

① 역사

보툴리누스균 식중독은 클로스트리듐 보툴리눔(*Clostridium botulinum*)이 원인 세균으로, 균이 증식하는 과정 중에서 생산된 독소를 섭취함으로써 일어나는 독소형 식중독이다. 이는 유럽에서 1,000년 전부터 알려진 식중독의 하나로, 1735년 소시지 중독으로 인한 신경 마비 증상의 기록이 보고되었다. 1800년 독일의 케르너가 보툴리즘(Botulism)이라는 용어를 처음으로 사용하였다.

② 원인 세균의 성상과 특징

보툴리누스균은 그람양성이며, 혐기성의 간균으로서 형태는 3~8μm × 0.9~1.2μm으로 균체 주위에는 여러 개의 편모가 있고, 운동성을 가진다. 아포를 형성하며 식품 중에서 독소를 생산하여 이것이 식중독의 원인이 된다. 이 독소는 A, B, C, D, E, F, G형으로 분류되며 사람에게 식중독을 일으키는 것은 A, B, E, F형의 네 가지이다. 식중독을 일으키는 독소의 열 저항성은 80℃에서 30분간, 100℃에서 10분간의 가열로 무독화된다.

③ 원인 식품 및 감염경로

19세기 말까지는 햄, 소시지, 특히 혈액 소시지가 원인으로 유럽 등지에서 중독 사건이 많이 발생하였으나, 그 후 20세기에 들어서 통조림의 생산이 활발하여 각종 통조림 식품으로 인한 중독 사건이 일어나기 시작하였다. 특히 살균이 불충분한 제품인 경우는 혐기성인 보툴리누스균의 좋은 배양기의 역할을 하게 된다.

④ 증상

보툴리누스균 식중독은 독소형으로서 식품 중에서 보툴리누스균이 증식하고 그 대사산물로 생성된 독소를 섭취함으로써 발병한다. 이 식중독의 잠복기는 보통 12~36시간이며, 잠복기가 짧을수록 중증이라 할 수 있으며, E형 중독의 경우는 대개 A, B형보다 짧다. 구역질, 구토, 복통, 설사 등의 소화기계 증상에 이어 특이한 신경 증상이 나타난다.

⑤ 예방대책

야채 등은 잘 씻어야 하며, 어류를 조리할 때에는 장관 내용물이 육질에 오염되지 않도록 주의하여야 한다. 특히, 이 균에 의한 식품오염의 방지가 최우선이다. 독소 자체가 80℃에서 30분 정도의 가열로 무독화되므로 식품의 섭취 전 가열이 예방에 효과적이다.

(4) 알레르기성 식중독

프로테우스 모르가니(*Proteus morganii*)는 그람음성의 간균으로, 운동성이 있는 호기성 또는 통성 혐기성 세균이며 단백질의 분해성이 강하므로 어육 등에 번식하여 히스타민을 대량 생산한다. 이 균은 생체내 독소형으로 식중독이 발생한 검체 내에서 분린된다. 이후 여러 학자들에 의해 히스타민이 알레르기성 증상을 나타내는 특유한 식중독을 일으키는 것이 증명되어 이를 알레르기성 식중독이라 부르게 되었다.

[3] 독성 식중독

1) 자연독에 의한 독성 식중독

(1) 식물성 독성: 버섯독

① 무스카린(muscarine)

독성이 매우 강하며 주로 붉은광대버섯에 가장 많다. 독성은 사람인 경우, 피하주사로 LD50 = 3~5mg, 경구 투여는 0.5~2mg이다. 증상은 섭취 후 군침, 땀 등의 각종 분비액이 증진되고 호흡곤란, 위장장애 등을 일으킨다.

② 팔린(phaline) 및 아마니타톡신(amanitatoxin)

알광대버섯의 독성분으로 매우 유독하며 강한 용혈작용이 있고, 열에 대하여 불안정하며 콜레라와 비슷한 증상 및 구토와 심하면 설사를 한다.

③ 기타 독 성분

많은 독버섯에 함유되어 있는 독성분으로는 무스카리딘(muscaridine), 콜린(choline), 뉴린(neurine) 및 필즈톡신(pilztoxin) 등이 있다.

④ 독버섯 식별법

독버섯으로 유명한 것은 알광대버섯, 화경버섯, 무당버섯, 외대버섯, 미치광이버섯, 웃음버섯, 땀버섯, 광대버섯, 끈적버섯 등

- 버섯의 살이 대체로 세로로 쪼개지는 것은 무독하다.
- 악취가 나는 것은 유독하다.
- 색이 선명하고 아름다운 것은 유독하다.
- 쓴맛, 신맛, 매운맛이 나는 것은 유독하다.
- 점액을 분비하거나 공기 중에서 변색되는 것은 유독하다.
- 버섯을 끓였을 때 은수저를 흑변시키면 유독하다.

(2) 식물성 독성: 감자의 솔라닌(solanine)

부패한 **감자**나 저장 중에 생긴 푸른 싹, 즉 발아된 부위에는 **솔라닌(solanine)**의 그 함량이 많아 0.2~0.4g/kg 이상일 때에는 식중독을 일으킨다. 이것은 생체 내에 존재하는 콜린에스테라아제의 작용을 억제함으로써 독성을 나타내는 것으로 그 증상은 복통, 위장장애, 현기증, 의식장애 등이다.

(3) 식물성 독성: 청매의 시안화합물

미숙한 살구, 복숭아, 아몬드 등의 씨는 **시안화합물**인 아미그달린(amygdaline)을 함유하고 있어(**미숙한 매실, 청매**) 자신이 가진 효소 에밀신에 의해 시안산으로 분해되어 유독하다. 시안산(HCN)은 매우 유독한 산으로 성인에 대한 치사량은 200mg 정도이고, 호흡 효소에 대하여 억제작용을 한다.

(4) 식물성 독성: 사포닌

사포닌(saponin)은 식물의 뿌리, 줄기, 잎, 껍질 등에 널리 분포되어 있고, 특히 콩류, 팥류, 시금치, 도라지 뿌리, 도토리 열매 등에 많다. 사포닌은 단백질 분해효소의 억제제로 작용하여 생체 내에서 효소의 기능을 상실시키며, 동물의 성장을 억제하고, 또한 용혈작용이 있다.

(5) 식물성 독성: 목화씨의 고시폴

고시폴(Gossypol)은 **목화씨** 중에 미량(0.6% 정도) 존재하는 유독물질로, 목화씨기름의 경우

정제과정에서 대부분 제거되므로 별로 문제가 없으나 기름을 짜고 남은 찌꺼기 중에 잔존하므로 사료로 사용하는 데 문제가 된다.

고시폴을 함유한 사료를 오래 급여한 동물에게는 부종이 생긴다. 고시폴은 유지의 항산화제 작용을 하지만 독성 때문에 사용할 수 없다.

(6) 동물성 독성: 복어독

복어는 강한 독성을 가지고 있는 것으로 오래 전부터 알려져 왔으며, 동물성 자연독 중 가장 대표적인 것이다.

복어독은 1909년 일본의 학자가 난소에서 분리하여 테트로도톡신이라고 명명하였다. 중독의 초기 증상은 입술의 저림, 구토, 호흡마비 등이 특징이며, 섭취 후 30분부터 4시간 사이에 발병하며, 8시간을 경과하면 회복하는 예가 많다. 한편, 복어 중독의 주요 증상은 지각 이상, 운동장애, 호흡장애, 혈행장애, 위장장애, 뇌증으로 구분되기도 한다.

치료는 먼저 구토, 위 세척, 설사를 하도록 하여 위장 내의 독소를 제거하는 데 노력해야 한다. 위 세척은 중독의 초기에는 2~5%의 중조로 하는 것이 좋고, 그 후는 2~5%의 식염수로 하는 것이 효과적이다.

복어독의 방지대책으로는 독성이 있는 부분을 제거하여 섭취하도록 한다. 알뿐 아니라 내장, 난소, 간, 피부 등에도 독성이 많으므로 이런 부위를 먹지 않도록 항상 주의하여야 한다.

(7) 동물성 독성: 조개독

① 마비성 조개 중독

마비성 조개 중독은 신경 증상에서 이름이 연유되어 그 독성분을 마비성 조개 중독이라고 하였으나 1889년 브리거(Brieger) 등에 의해 미틸로톡신(mytilotoxin)이 분리되었다. 그러나 최근 미국에서 이 독성분을 정제하여 **색시톡신(saxitoxin)**이라 부르게 되었다. 이 조개독은 조개 자체에서 생성된 것이 아니며, 어떤 종의 플랑크톤을 조개가 섭취하여 독 성분이 체내에서 축적되는 것으로 밝혀졌다.

② 베네루핀 중독

굴, 모시조개에 의해서 자주 집단 식중독 사건이 발생되고, 그 외에 고둥, 바지락 등에서도 발생한 예가 있다. 우리나라에서는 남해안의 거제도 앞 바다에서 서식하는 바지락에 의한 식중독으로 물의를 일으킨 예가 있으며, 비교적 사망률이 높아 44~45%나 된다. 중독성분인 **베네루핀**은 열에 대하여 비교적 안정하여 100℃로 3시간 가열하여도 파괴되지 않으나, 120℃에서는 50% 이상이 파괴되며, 치사량은 0.25mg이다. 1~4월경에 식중독 발생이 심하고 1~7일 이내에 복통, 구토, 변비, 배뇨량 감소, 피하출혈, 황달 등의 증상이 나타난다. 잠복기는 12~48시간이나 때로는 7일까지 갈 때도 있다.

③ 독꼬치 중독

중독 증상은 일반적으로 섭취 후 30~90분에서 나타나며, 안면에 가벼운 지각 마비와 사지 또는 전신에 가벼운 마비 및 언어장애, 보행곤란 등도 나타나며 구토, 설사가 있을 때도 있다.

2) 곰팡이독에 의한 독성 식중독

곰팡이독중독증(mycotoxicosis)은 일반적으로 곰팡이 섭취로 일어나는 질병으로, 곰팡이 감염으로 발생하는 진균증(mycosis)과 구별되며, 곰팡이독은 그 대부분이 저분자 화합물이고 항상성을 가지지 않는 특징이 있다. 이에 곰팡이독중독증의 특징은 곡류, 목초 등의 식물 또는 사료의 섭취가 원인으로 원인 식물이 곰팡이에 오염되어 있으며, 계절과 관계가 깊다. 또한 동물이나 사람사이에서는 전파되지 않으며 항생물질은 치료효과가 없다.

(1) 간장독

동물의 간경변, 간종양 또는 간세포의 장애를 일으키는 물질군으로, 간암을 일으키는 아플라톡신을 비롯하여 스테리그마토시스틴, 루테오스키린, 이슬란디톡신 등이 있다.

(2) 신장독

신장에 급성 또는 만성의 질병을 일으키는 물질군으로, 시트리닌, 오크라톡신, 시트레오미세틴 등이 있다.

(3) 신경독

뇌와 중추신경계에 장애를 일으키는 물질군으로, 시트레오비리딘, 시클로피아존산, 파툴린, 말토리진 등이 있다.

(4) 아플라톡신류

아플라톡신(aflatoxin)은 아스페르길루스속 곰팡이 종류의 2차 대사산물로서 사람이나 가축, 어류 등에 급·만성의 생리적 장애를 일으키는 물질이며, 특히, 사람에게 발암률이 높은 독성물질로 알려져 있다.

아플라톡신이 생성되는 최적 조건은 수분 16% 이상, 온도 23~30℃, 상대습도 80~85% 이상이며, 탄수화물이 풍부한 쌀, 보리, 옥수수 등의 곡류가 주요 오염원이 된다. 특히, 땅 속에서 결실하기 때문에 아플라톡신 생성 곰팡이와 접촉할 기회가 많은 땅콩은 자연오염 농산물이라 할 수 있으며 낮과 밤 기온 차가 심한 경우에도 아플라톡신의 생성이 증가하는 것으로 나타나 있다.

최근에는 우리나라가 수입한 600만 톤 중 400만 톤의 옥수수가 아플라톡신에 오염되었음을 『워싱턴 포스트』지가 폭로한 사실이 있고, 국내에서도 수입된 옥수수 중 아플라톡신이 오염된 것이 확인되었다.

(5) 맥각독

맥각독은 라이맥 또는 화본과 식물의 꽃(씨방의 주변)에 기생하는 맥각균이 생성하는 에르고타민, 에르고톡신 등으로, 곡류 중에 맥각이 0.5% 이상 혼입되면 만성 중독을 일으킨다고 하여 각국에서는 곡물 중 혼입률의 허용량을 정하고 있다.

맥각에 의한 초기 증상은 소화관 증상과 신경 증상에서 시작된다. 소화관 증상으로는 먼저 메스꺼움, 구토, 설사가 일어나며, 이상 공복감이 생기는 한편 식욕부진을 나타낸다. 이어서 신경 증상으로 지각 및 운동장애와 함께 강한 두통이 지속되며, 혈압이 상승한다.

(6) 페니실륨속이 생산하는 독소

① 페니실륨 이슬란디쿰이 생산하는 독소

저장 곡류가 **페니실륨 이슬란디쿰(penicillium islandicum)**에 오염되면 적홍색 또는 황색의 색소가 생성되고 황변미를 만든다.

② 루브라톡신

번사이드(Burnside) 등에 의하여 페니실륨 루브룸(penicillium rubrum)에 오염된 옥수수에 의한 소 및 면양의 중독사고가 보고되었고, 여러 가지 장기 출혈과 간 및 위장의 조직장애가 보고되었다. 그 후 이 균의 액체 배양에서 두 종류의 **루브라톡신(rubratoxin)**을 분리하였고, 이들 혼합물질의 생쥐에 대한 급성 독성은 LD50=3.7mg/kg이다. 간에 대한 작용은 뚜렷하여 치사량 이하에서도 정상적인 간 기능을 억제하며, 신장이나 폐에 대해서도 어떤 장애를 나타낸다.

③ 기타 페니실륨 독소

앞서 언급한 페니실륨 독소 외에도 **시트리닌(citrinin)**과 **시트레오비리딘(citreoviridin)** 등도 각각 신경 및 신장에 장애를 주는 또 다른 황변미 원인 물질로 알려져 있다. 또 파툴린(patulin)도 쌀, 밀, 콩 등의 식품에서 널리 발견되고 있다.

3) 화학성 독성 식중독

(1) 불량식품 첨가물

① 착색료

대표적 착색료에 아우라민, 로다민 B, 파라니트로아닐린 등이 있다.

• 아우라민(auramine)

염기성, 황색 색소로 값이 싸고 색이 아름다우며 사용하기 편리하므로 과자, 각종 면류, 단무지, 카레가루 등에 광범위하게 사용되었다. 독성이 강해서 다량 섭취하고 나서 20~30분 후면 피부에 흑자색 반점이 생기고 두통, 맥박 감소, 의식불명 등의 증상이 나타난다. 쥐에 대한 치사량은 480±2.5mg/kg이다.

• 로다민(rhodamine) B

과자나 어묵 등의 착색에 자주 사용되는 분홍색의 색소이다. 섭취하면 전신이 착색되고 착색된 소변을 보게 되며, 치사량은 생쥐에서는 0.1~0.2mg/g, 사람에서는 0.1g/kg이다.

• 파라니트로아닐린(p-nitroaniline)

녹는점 146~148℃인 황색 결정성 가루인데, 맛과 냄새가 없고, 물에 녹지 않는다. 또, 니트로기나 아미노기를 가지는 방향족 화합물의 공통적인 성질인 혈액독과 신경독이 있다. 이것으로 착색된 과자를 먹으면 10~30분 후에 두통, 혼수상태, 동공확대 등의 증상이 나타난다.

② 유해 감미료

대표적 유해 감미료에는 둘신, 시클라메이트, 파라-나트륨-오르토-톨루이딘, 에틸렌글리콜 등이 있다.

• 둘신(dulcin)

식품 첨가물로 많이 사용되었으나, 만성 중독 때문에 우리나라에서도 1966년 11월부터 사용이 금지되었다. 녹는점 175℃, 백색 결정으로 찬물에는 잘 녹지 않고 뜨거운 물에는 잘 녹으며, 단맛은 설탕의 250배이다. 둘신의 독성 여부에 대해서는 논의가 많으며, 소화효소를 억제하는 작용이 있고 분해되어서 생성되는 유해물질 때문에 혈액독이 생기고, 중추 신경계에 작용한다.

• 시클라메이트(cyclamate)

무색의 결정성 가루로 물에 잘 녹고 알코올, 에테르, 클로로포름, 벤젠 등에는 녹지 않는다. 단맛은 설탕의 40~50배이며 열에 안정하다. 청량감을 주고 설탕과 비슷한 단맛을 내며 거의 무독하다고 하여 가장 많이 사용되는 인공 감미료 중의 하나였다. 그러나 최근에는 발암성 때문에 각국에서 논의가 많으며 1970년부터 사용이 금지되었다.

• 파라-니트로-오르토-톨루이딘(p-nitro-o-toluidine)

녹는점 105℃의 황색 결정이다. 단맛은 설탕의 200배이고 설탕 대용으로 사용되기도 하였으나, 독성이 강해서 일본에서는 살인당이라는 별명이 생길 정도로 중독사고가 많이 발생하였다. 중독 증상으로는 섭취 2~3일만에 위통, 식욕부진, 메스꺼움, 권태, 미열, 피부 점막의 황열, 급성 간위축증 등을 일으켜 혼수상태에 빠져 사망한다.

• 에틸렌글리콜(ethylene glycol)

에틸렌글리콜은 무색, 무취의 점조성 액체로 글리세린과 비슷한 성질을 가지고 있으며, 원래 엔진 냉각 용수의 부동액으로 사용하였으나 단맛이 있어 감미료로 사용하기도 한다.

이것은 체내에서 산화되어 히드록시산이 되고 이 염류가 뇌나 신장에 석출되어 장애를 주며 치사량은 약 100mg이다.

다음은 허용감미료의 사용기준을 정리한 표다(표 7-10).

표 7-10 • 허용감미료의 사용기준

첨가물명	사용기준
사카린나트륨	식빵, 이유식, 백설탕, 갈색설탕, 포도당, 물엿, 벌꿀, 알사탕에는 사용금지
글리시르리진산 2나트륨 · 3나트륨	된장 및 간장 이외의 식품에는 사용금지
D-소르비톨	규제사항 없음
D-크실로오스	규제사항 없음
아스파탐	비가열조리 식사대용 곡류가공품(이유식 제외), 껌, 청량사용, 차류, 아이스크림, 잼, 주류, 분말스프, 발효유, 식탁용 감미료, 특수영양식(이유식, 임산부 식용 등은 제외) 이외의 식품에는 사용금지
스테비오 사이드	식빵, 이유식, 백설탕, 포도당, 물엿, 벌꿀, 알사탕, 우유, 유제품에는 사용금지

③ 보존료

• 붕산(H_3BO_3)

살균 소독제로 의약품으로 사용되고 있으나 방부 효과도 비교적 약하고 영국에서는 한때 마가린, 베이컨 등에 사용되기도 하였으나 현재는 모두 사용이 금지되고 있다.

• 포름알데히드(formaldehyde)

물에 녹기 쉬운 무색의 기체인데, 단백질의 변성 작용을 가지고 있어 살균 및 방부 작용을 나타낸다. 대부분의 식품이나 플라스틱제 용기에서는 검출되어서는 안 된다고 식품위생법에서 규정하고 있다. 주요 증상으로는 구토, 현기증, 호흡곤란 등의 장애를 일으킨다.

• 승홍($HgCl_2$)

강력한 살균작용이 있으므로 의약품으로 쓰이고 있으며, 방부성도 강하기 때문에 주류 등에 쓰이는 수가 있다. 독물에 속하며 독성은 대단히 심하다. 사람의 피부와 접촉하면 피부에 알레르기를 일으키고 세포의 대사기능을 억제하며 사구체, 세뇨관에 변성을 일으킨다. 급성 중독인 경우에는 구토, 복통 등이 일어나며, 만성 중독인 경우는 신장장애, 구내염 등을 일으킨다.

④ 표백제

• 롱갈릿(rongalite)

포르말린에 아황산나트륨을 결합시켜 환원하여 만든 것으로, 아황산의 표백작용이 강하지만 이와 함께 상당량의 포름알데히드가 남아 있게 된다. 현재 식품에 사용이 금지되어 있고, 우리나라에서는 한때 물엿의 표백제로 사용되어 문제를 일으키기도 하였다.

• 삼염화질소(nitrogen trichloride)

미국에서 밀가루의 표백과 숙성에 쓰였다. 자극성이 있는 황색의 휘발성 액체로, 독성이 남아 있어서 이것으로 처리한 밀가루로 개를 사육할 경우 히스테리 증상이 나타나므로 현재 사용이 금지되고 있다.

• 형광 염료

독성은 완전히 밝혀져 있지 않지만 상당히 강하기 때문에 가공품, 우동, 압맥, 어육 연제품 등을 희게 하기 위한 형광 염료로 쓰는 것을 금하고 있다.

⑤ 그 외 유해물질

• 메탄올

화학적 식중독의 가장 중요한 원인 물질 중의 하나로, 알코올 발효 때 생성된다. 포도주, 사과주 등의 과실주와 정제가 불충분한 청주, 증류주에 미량 함유되어 있다. 중독 증상은 경증일 경우에는 두통, 구토, 설사 등을 나타내고 10mL 이상 섭취하였을 때에는 수 시간 내지 수일 후 실명한다. 중증일 경우에는 마취상태에 들어가며, 호흡 중추의 장애로 호흡곤란을 일으켜 심하면 사망한다. 독성 원인은 체외로 배출하는 데 걸리는 시간이 길고 체내에서 독성이 큰 포름산을 생성하기 때문인 것으로 알려져 있다.

• 에틸납

폭진 방지제로 사용되는 화합물이나 식용 알코올에 혼입되어 중독사고가 일어난 경우가 있다.

(2) 유해금속

① 유해성 금속 화합물

• 비소

비산염을 밀가루로 오인해서 먹었거나 농작물에 잔류됨으로써 일어나는데, 아비산인 경우에 중독량은 5~50mg, 치사량은 100~300mg이다. 비교적 소량에 의한 위장형 중독은 구토 및 쌀뜨물과 같은 변 등의 증상과 경련, 심장마비로 수일 후 사망한다.

• 납

첨가물, 용기 및 기구에서 유래되는데, 특히 통조림관의 땜납이 문제가 되며, 급성 중독은 드물고 납관에 의한 수돗물의 오염 중독 예가 있다. 급성 중독 증상으로는 구토, 복통, 인사불성, 사지마비 등이 나타나고, 만성 중독일 때에는 빈혈, 배뇨장애, 사지 감각장애를 일으킨다.

• 수은

승홍이나 유기 수은제에 함유되어 있는데 세포의 대사기능을 억제한다. 1953년 일본에서 발생된 미나마타병이 대표적인 예이다. 승홍인 경우에 치사량은 0.5g, 염화제일수은인 경우에 중독량은 0.1~0.2g이고 중독 증상은 메스꺼움, 구토이다.

• 구리

조리용 기구 및 식기에서 용출되는 구리녹에 의한 식중독의 예가 많다. 그리고 채소의 착색에 사용된 황산구리에 의해 중독을 일으킨 예도 있다. 독성은 중독량이 3~10g이며 중독 증상은 구강의 불쾌감과 메스꺼움, 구토, 경련, 현기증 등이다.

• 안티몬

안티몬 식중독은 일본의 경우 주스의 자동 판매기에서 사고가 일어난 예도 있다. 치사량은 0.5~1g이며 구토, 설사, 경련 등의 급성 증상과 화농, 체중 감소, 빈혈 등의 만성 증상이 일어난다.

• 아연

도금한 음식물용 기구 및 용기에서 용출되는데, 치사량은 가용성 아연 화합물인 경우에 3~5g이다. 구토, 위통, 설사 및 식은 땀이 나고 호흡곤란, 혼수, 경련, 허탈 등의 증상을 거쳐 사망한다.

• 카드뮴

식기에 도금하면 산에 약해서 용출된다. 1968년, 일본에서 발생된 이타이이타이병이 대표적인 예이며, 0.03g으로 중독을 일으키고 치사량은 정확하지 않다. 중독 증상은 가용성 카드뮴을 섭취하였을 때 구토, 복통, 설사, 허탈, 의식불명 등을 나타낸다.

다음은 유해성 금속화합물에 의한 중독 경로 및 증상을 정리한 표이다(표 7-11).

표 7-11 • 유해성 금속화합물에 의한 중독 경로 및 증상

유해 금속	중독경로	주 증상
비소	농약, 살서제 오염으로 소맥분 등에 혼입	위통, 구토, 설사, 출혈
납	10% 이상 혼합된 용기 이용시, 농약의 오용	복통, 구토, 설사
수은	수은공장, 농약취급시, 승홍의 오용	구토, 복통, 설사
구리	구리제 식기, 용기	구토
안티몬	5% 이상 혼합된 용기 이용시	구토(비소와 유사함)
카드뮴	식품기구, 폐수 농약의 혼입	오심, 구토, 설사, 경련
아연	식기, 용기, 폐수의 혼입	갈증, 복통, 설사
바륨	살서제의 오용	구토, 설사, 복부경련, 심장마비
아질산염	식염과 혼동	청색증, 구토, 설사, 저혈압

(3) 식품용 기구 • 용기 및 식료품 포장재에 의한 화학성 독성 식중독

조리용 기구 및 식기류는 금속을 사용하는 경우가 많은데, 철, 주석, 알루미늄 등을 사용하는 경우에는 위험성이 적으나 구리, 아연, 납 또는 이들의 합금으로 된 식품 용기에서는 유해성 금속이 용출되어 중독 사고가 일어나는 경우가 있으므로 주의하여야 한다.

(4) 농약에 의한 화학성 독성 식중독

식품에 오염된 잔류 농약은 인체에 만성적인 건강장애를 일으키며, 경우에 따라서는 급성 중독을 일으키기도 하므로, 식품 위생면에서 여러 가지 방법으로 규제를 가하지 않을 수 없게 되었다. 이러한 농약의 종류로는 크게, 살충제, 살균제, 제초제, 살서제, 식물 생장 조절제가 있다.

살충제는 곤충이 섭취함으로써 효과가 나타나는 비산납, 플루오르제 등의 식독제, 곤충의 표피 등으로부터 체내에 흡수되어 효력을 나타내는 DDT나 파라티온 등의 접촉제, 기화하여 곤충의 호흡기로 침입함으로써 효과를 나타내는 브롬화메틸, 클로르피크린, 시안 등의 훈증제, 식물의 뿌리,잎, 줄기 등을 통하여 침투된 약제가 식물 전체에 이행 분포되어 살충력을 나타내는 시라단, 페스톡스-3, 메타시스톡스 등의 침투성 살충제 등이 있다. 특히, DDT의 경우는 만성독성에 의한 발암성이 의심되는 농약 중의 하나이다. **살균제**는 유황제와 같이 병해가 발생하기 전에 사용함으로써 균의 생육을 억제하는 보호 살균제와 유기 수은제처럼 발육 중의 균을 직접 사멸시키는 직접 살균제가 있다. 우리나라에서는 유기수은제에 의한 농작물의 오염과 피해를 미리 줄이기 위하여 그 사용을 금지하고 있다. **제초제**는 잡초를 제거할 목적으로 사용되는 약제로, 식물에 대하여 선택성이 있는 것과 없는 것이 있다. 선택성이 없는 것은 씨를 뿌리기 전에 살포하여 자라나는 잡초를 전부 제거하게 된다. 대표적인 제초제에는 2, 4-D, PCP, DCPA, 염소산나트륨, 아미노트리아졸 등이 있다. 특히 아미노트리아졸은 특정한 조건하에서 발암작용을 나타내는 것으로 알려져 있다. **살서제**는 쥐나 들쥐 등의 동물을 제거하는 데 사용하는 것으로 와파린, 플라톨 등이 있다. **식물 생장 조절제**는 식물의 생장을 조절하는 물질로, 여기에는 발아 억제제로서 말레산히드라지드(MH), 낙과 방지제로 나프탈렌아세테이트(NAA), 발근제로 인돌아세테이트(IAA), 성장 촉진제로 지베렐린(GA) 등이 있다

① 농약의 금속 화학물

수은, 구리, 납, 비소 등의 화합물은 유기물이든 무기물이든 다같은 금속독으로, MMC · PMA 등은 대표적인 유기 수은제이며, 아소진 · 비산납은 비소제이다. 이들 금속 화합물이 생체 내에 흡수되면 세포 원형질을 침해하며, SH기와 결합하여 단백질의 기능이나 효소의 작용까지도 억제하므로 생리장애를 일으키게 된다. 특히, 수은제와 납 화합물 등은 체내에서 축적률이 높으며, 일정량 이상이 축적되면 운동신경, 뇌신경 등 신경계에 작용하여 시야 축소, 언어장애, 정신착란 등의 중독 증상을 일으킨다.

② 농약의 유기 염소제

농작물이나 토양의 해충 방제 또는 논밭의 제초제로써 널리 쓰이고 있는데, 잔류성이 크고 지용성이며 일반적으로 중추신경계에 작용함으로써 해를 끼친다. 유기 염소제는 안정하여 토양 중에서도 오랫동안 잔류하므로 물을 오염시킴과 동시에 다른 생물체를 통하여 음식물로 이행, 농축되고 이를 섭취한 인체에 축적되어 만성 중독을 일으킬 가능성이 크다. 식욕부진, 구토, 두통 등이 일어나며, 이상 감각, 운동마비가 나타나고, 심하면 경련 증상을 보이다가 혼수상태에까지 이르는데, 엘드린, 디엘드린, 알드린 등은 급성 독성이 매우 강하다.

③ 농약의 유기 인제

파라티온처럼 급성 독성이 강한 것이 많으나, 최근에는 독성이 낮으면서도 효력이 크고, 선택성도 강한 것들이 개발되고 있다. 유기 인제는 식물체의 표면에서 빛에 의해 분해되기 쉽고, 식

물체 내에서도 효소적으로 분해되기도 하므로 잔류량은 비교적 적은 편이다. 그러나 침투성이 강한 농작물은 가식부까지 침투되어 의외로 잔류량이 많아질 수도 있으므로 수확 직전 사용은 금하고 있다. 혈액이나 조직 중에 자극 전도가 안되고 그 결과 식욕부진, 구토, 전신경련, 근육감퇴, 혈압상승, 현기증, 두통, 발열, 혼수 등의 증상이 나타나고 있다.

④ 농약의 유기 플루오르제

모노플루오로아세트산 및 그 유도체가 여기에 속하는데, 모두 인체에 대하여 독성이 강하며, 이것들은 생체 내에서 모노플루오로시트르산을 생성하면서 체내에 시트르산을 축적시킴으로써 독성을 나타내게 된다. 이들 유기 플루오르제는 침투성 살균제로 감귤류 등 과실에 사용되므로, 그 잔류에 대해서는 특히 주의하여야 한다. 중독 증상은 섭취 30분~2시간 후 전신 위화감, 두통, 복통, 구토, 현기증, 보행장애, 언어장애, 의식혼탁, 심장장애를 일으키고 심부전으로 사망하게 된다.

04 식품위생 검사

[1] 식품위생 검사의 개요

1) 식품위생 검사의 정의

식품위생 검사는 음식물에 의해 발생하는 문제점을 방지하기 위해 식품, 식품첨가물, 음식물에 사용되는 기구, 용기 및 포장에 대한 검사를 의미한다. 그러나 식품위생의 대상이 식품이나 식품첨가물, 기구, 용기 및 포장 외에 음식을 조리하는 사람을 포함하여 모든 식품 관련자의 건강관리까지 포함된다는 것을 생각할 때 식품위생 검사를 하는 상황에 따라 검사의 성격과 의의가 다르다.

2) 식품위생 검사의 종류

(1) 검사방법에 따른 분류

(2) 검사의 목적과 성격에 따른 분류

① 식품에 의하여 매개되는 감염병 및 식중독이 발생하였을 때, 그 원인 미생물이나 원인물질을 찾아내기 위한 검사이다. 역학적 조사에 의하여 의심스러운 음식물로부터 원인 미생물이나 화학물질을 찾아내기 위한 세균학적 검사 또는 화학적 검사가 실시된다.

② 식품에 의하여 발생되는 건강장애의 요인을 사전에 예방하고, 또 식품을 안전한 상태로 유지하는 데 도움을 주기 위하여 실시하는 검사이다. 각종 미생물학적 검사와 각종 식품이 법에 규정되어 있는 성분 규격에 적합한지의 여부를 확인하기 위한 검사가 실시된다.

③ 식품위생의 대책 수립과 지도를 위한 검사이다. 세균 수의 검사, 대장균 수의 검사, 경우에

따라서는 병원성 미생물의 검사와 특수한 화학성분에 대한 화학적 검사 등이 포함된다.

3) 검체의 채취 및 취급방법

(1) 검체 채취의 의의

식품 등의 위생 및 품질관리는, 일반적으로 식품위생 감시원이 검체를 채취하여 식품위생 검사기관에 송부하고 그 결과에 따라 필요한 조치를 취함으로써 이루어진다.

따라서 검체를 채취하여 검사기관에 검정 의뢰하는 것은 중요한 의의를 가지므로 검체의 채취자는 목적과 채취 및 취급방법 등에 충분한 지식을 가지고 이를 정확히 실시하여야 한다.

(2) 검체의 채취방법

① 검사 대상 식품 등이 불균질할 때

균질한 검체는 어느 부분을 채취하여도 무방하나 불균질할 때에는 일반적으로 다량의 검체가 필요하다. 그러나 검사의 복잡성, 단위의 대소, 검체 채취에 따르는 경제적인 사유 등으로 부득이 소량의 검체를 채취할 수밖에 없다. 이 때에는 외관 및 기타 상황을 판단하여 이상이 있는 것 또는 의심스러운 것을 발췌하여 검체로 한다.

② 균질, 불균질과 검사 항목

검체의 균질, 불균질은 검사 항목에 따라 달라진다. 예를 들면, 어떤 검사 대상 식품의 선도 판정에 있어서는 그 식품이 불균질하더라도 이에 함유된 식품첨가물 등의 성분은 균질하다고 볼 수 있으므로 고려하지 않아도 될 때가 있다.

③ 미생물학적 검사를 요하는 검체

- 이 때의 검사 대상 식품은 잘 섞어도 특수한 장치를 사용하지 않고는 균질화되지 않기 때문에 실제와는 다른 검사 결과가 나올 경우가 있으므로 가급적 잘 섞어서 균질에 가깝도록 하여 검체를 채취하여야 한다.
- 검사 대상 검체는 부득이한 경우를 제외하고는 적절한 방법으로 보관 또는 유통 중에 있는 것을 채취하여야 한다.

④ 포장된 검체

소형의 깡통, 병, 상자 등의 용기에 넣어진 것은 그 용기 하나 하나를 최저 검사 단위로 하되, 대형의 용기에 넣어진 것을 검체로 할 때에는 내용물을 충분히 균질화한 후 그 일부를 채취한다.

⑤ 동일한 검체의 채취

제조 연월일 또는 제조 번호 등의 표시가 동일한 것을 하나의 검사 대상으로 하고 이와 같은 표시가 없는 것은 품종, 제조회사, 기호, 수출국, 수출 연월일, 도착 연월일, 적재선, 화차, 포장 형태 및 외관 등의 상태를 잘 파악하여 그 식품의 특성 및 검사 목적을 고려하여 가능한 한 동일한 검체를 채취한다.

(3) 채취된 검체의 취급상 주의

① 표시 기재

채취한 검체의 검체명, 채취 장소, 채취 일시, 채취자 및 수량 등을 기재할 때에는 지워지지 않도록 표시하여야 하며, 또 시험에 필요한 참고사항(채취 시의 보관상태 등)이 있으면 함께 기재한다.

② 운반용 포장

용기 또는 포장에 넣어진 것은 그 용기 및 포장이 채취, 운반 중 파손 또는 오염되지 않도록 주의하고, 용기 · 포장에 넣어지지 않은 것은 검체의 수송 · 운반에 편리하고 운반 중에 건조, 흡습, 오염, 변패, 손실 등이 없도록 검체의 종류, 형상 및 검사 목적에 따라 적합한 것을 사용하여야 한다.

③ 미생물학적 검사용 검체의 운반

- 부패, 변질 우려가 있는 것: 미생물학적인 검사를 필요로 하는 검체는 반드시 무균적으로 채취하여 무균 운반기에 넣어 저온(5℃ 이하)을 유지하면서 즉시(4시간 이내) 식품위생 검사기관에 운반, 의뢰하여야 한다.
- 부패, 변질의 우려가 없는 것: 미생물학적 검사용 검체이더라도 검체가 잘 부패, 변질되지 않는 것(예를 들면, 분유, 곡분, 통조림 등)은 반드시 저온에서 운반할 필요는 없으나, 2차 오염을 방지하기 위하여 밀봉 · 밀폐 또는 파손 등에 유의하여야 한다.

④ 얼음 등을 사용할 때의 주의

저온을 유지하기 위하여 얼음 등을 사용할 때에는 2차 오염이 없도록 얼음이나 그 녹은 물이 검체에 직접 접촉되지 않도록 하여야 한다.

[2] 식품의 생물학적 검사

1) 일반 세균 검사

평균 평판 균수는 검체 중에 존재하는 세균 중 표준 한천배지 내에서 발육할 수 있는 중 온균의 수를 말한다.

수질검사 시에는 이 균수를 일반 세균 수라고 부른다.

특히, 이 방법은 보통 검체와 표준 한천배지를 페트리 접시에서 혼합 응고시켜 배양한 후 발생한 세균의 집락수로부터 검체 중의 생균수를 산출하는 방법이다.

2) 대장균의 정성 시험 검사법

대장균이 검출되는 식품은 그 취급과정 중에 직 · 간접으로 사람이나 동물의 분뇨 등과 접촉할 기회가 있었을 것이며, 병원균오염의 가능성이 있는 비위생적인 식품이라는 것을 의미한다. 따라서 대장균군의 검사는 식품위생상 매우 중요한 지표가 되고 있다.

이러한 대장균군 시험에는 대장균군의 유무를 검사하는 정성 시험과 대장균군의 수를 산출하는 정량 시험방법이 있다.

3) 대장균군의 정량 시험

식품의 종류에 따라 대장균의 검출이 대장균군보다 정확한 오염지표가 되는 경우가 있다. 여기서는 최확수법(most probable number; MPN)에 의해 식품 중의 대장균 수를 직접 산출하는 방법을 학습하기로 한다.

(1) 원리

① 최확수법이란 여러 단계의 연속된 동일 희석도의 검체를 여러 개씩 젖당 부이욘 발효관에 접종하여 대장균군의 존재 여부를 시험하고, 그 결과로부터 확률론적인 대장균군의 수치를 산출하여 이것을 최확수로 표시하는 방법이다.

② 최학수는 검체 10mL, 1mL 및 0.1mL씩을 각각 5본씩 또는 3본씩을 발효관에 넣고 배양한 다음, 결과에 의하여 검체 100mL 중 존재하는 대장균 수를 표시하는 것이다.

③ 최확수란 이론상 가장 가능한 수치를 말한다.

(2) 실험 예

대장균군의 최확수법에 의한 정량 시험에 의하여 검체 또는 희석 검체의 각각의 발효관을 5본씩 사용하여 다음과 같은 결과를 얻었다면, 최확수표에 의한 검체 100mL 중의 MPN은 110이 된다.

이때 검체 접종량이 1mL, 0.1mL, 0.01mL일 때에는 110 × 10 = 1,100으로 한다.

4) 세균성 식중독의 검사

식중독이 발생하였을 경우에 이상 증상의 파악은 물론, 역학조사를 함과 동시에 환자, 관계자, 추정 원인 식품 등으로부터 검체를 채취하여 검사를 하여야 하며, 원인 물질의 검출에 노력하지 않으면 안 된다. 이 때 식중독 사건과 관계가 있다고 추측되는 사람과 물건, 예를 들면, 식품을 취급하는 사람의 보균 검사나 가축, 가금, 알, 쥐, 파리 등 식품의 오염을 일으키는 동물에 대하여도 검사를 한다.

또 우리나라에서는 이질, 파라티푸스 등 식중독과 감별이 곤란한 것이 있으므로 식중독과 소화기계 감염병과 혼동되지 않도록 주의하여야 한다.

세균성 식중독의 검사에서 발생상황 등으로부터 특정한 원인균을 상정하여 검사를 하면 그 판정에 잘못을 초래하는 경우가 많으므로 광범위하게 검사를 실시하여 판정하여야 한다.

5) 감염 병원균의 검사

식품을 통하여 사람에게 감염을 일으키는 감염 병원균으로는 장티푸스균, 파라티푸스균, 이질균,

병원성 대장균, 용혈성 연쇄구균, 브루셀라균, 디프테리아균, 결핵균, 탄저균 등이 있다.

장티푸스와 파라티푸스의 경우는 환자, 보균자가 직접, 간접으로 식품을 오염시켜 사람에게 감염을 일으키는 경우가 있고, 우유, 유제품, 두부, 냉동식품, 야채, 과실 등의 식품이 문제가 된다. 이질은 생선, 야채 등 날것으로 만든 야채 샐러드 등이 원인 식품이 된다. 이러한 경우 환자의 대변, 오줌, 추정 원인 식품 등의 검체를 설사증 검사법에 따라 계통적으로 검사한다.

6) 장구균의 검사

장구균은 대장균과 마찬가지로 단일 세균이 아니고 일군의 세균을 총칭하는 것으로, 일반적으로 사람이나 온혈동물의 장관 내에 항상 존재하는 그람양성의 구균으로서 그 중 스트렙토코쿠스 페칼리스는 식중독을 일으키고 물, 토양 등에서는 증식이 잘 되지 않으므로 분변오염지표로서 이용되기도 한다.

7) 곰팡이, 효모 검사

곰팡이는 예로부터 우리의 식생활과 깊은 관계가 있으나 때로는 유독한 대사물을 생산하여 사람이나 가축의 건강을 해치는 경우도 있어서 문제가 되기도 한다.

곰팡이의 검사는 검체 중의 곰팡이를 그대로 사용하거나 또는 곰팡이용 배지를 사용하여 통상적인 방법에 따라 분리한 후 순수 배양하여 그 형태를 현미경으로 관찰한다.

곰팡이나 효모의 수는 하워드(Haward)법에 의하여 검사하는데, 이 방법은 특수 슬라이드 글라스와 그 위에 덮은 커버 글라스 사이에 있는 곰팡이나 효모 등의 수를 세어 면적과 층의 두께로부터 미리 계산한 액층의 용적과의 관계에 의하여 검체 중의 총 세포 수를 추정하는 것이다.

[3] 식품의 화학적 검사

1) 식품의 일반 검사

일반 성분 시험법은 식품 중에 일반적으로 함유되어 있는 성분에 관한 시험법으로서 식품의 규격, 순도의 검사 및 영양가를 평가하기 위하여 외관, 수분, 회분, 조단백질, 조지방 및 조섬유에 대하여 시험하고, 특별한 경우에는 비중, 아미노산성 질소, 각종 당류 및 지질 등에 대하여 시험할 필요가 있다.

일반적으로 당질은 검체 100g 중에서 수분, 조단백질, 조지방, 조섬유 및 회분의 양을 감하여 얻은 양으로 표시하고 음식물 중의 일반 성분의 시험 결과는 백분율로 표시한다.

2) 화학성 식중독의 검사

화학적 물질을 계통적으로 시험하는 방법은 독물 화학의 영역에서 옛날부터 알려져 왔다. 화학성 식중독 발생의 경우는 검사를 계통적 시험법에 의하여 검사한다. 그 결과가 음성일 경우에는 그 밖의 독성 검사는 하지 않는다. 한편, 식품첨가물, 잔류 농약 등에 대하여도 시험하지 않으면 안 된다.

3) 유해물질의 검사

(1) 식품첨가물 검사법

① 법으로 허가된 식품첨가물에 대하여 식품첨가물 공전에 기재되어 있는 제조방법, 사용량, 보존 및 표시에 관한 기준과 성분에 관한 규격을 검사하여야 한다. 특히 허가된 식품첨가물이라 하더라도 식품에 사용한 양과 식품첨가물의 성분 규격에 대하여 검사하는 것이 식품위생상 특히 중요한 일이다.

② 법으로 허가되어 있지 않은 식품첨가물을 사용하였는지의 여부를 검사하여야 한다. 특히, 법으로 허가되어 있지 않은 식품첨가물은 독성이 매우 강한 것이 일반적이므로 철저하게 검색하는 것이 식품위생상 매우 중요하다.

(2) 유해성 금속 시험

식품 속에 남아 있는 납(Pb), 카드뮴(Cd) 등의 유해 금속을 검사하는 경우에는 시료 용액을 조제한 다음, 일반적으로 원자 흡광법에 의해 목적하는 금속 원소의 남아 있는 양을 측정한다.

(3) 항생물질의 검사

식품 속에 남아 있는 항생물질을 검사하기 위해서는 비색법, 형광법 등의 화학적 검사 방법과 미생물의 발육에 의해 생기는 탁도나 착색물질의 생성 정도를 측정하는 미생물학적 검사법이 있다.

(4) 잔류 농약의 검사

식품 중의 잔류 농약을 추출 또는 분리하여 정제하는 방법은 대상 식품과 농약에 따라 다르므로 이를 적절히 선택하여 불순물이 함유되지 않도록 가능한 한 완전하게 농약을 추출 분리하는 것이 중요하다.

추출액의 정제법으로는 일반적으로 두 종의 용매계에서 분배 처리와 칼럼 크로마토그래프법을 병용하는 방법이 이용된다.

농약의 정성과 정량에는 가스 크로마토그래프법, 여지 크로마토그래프법, 박층 크로마토그래프법, 자외선 또는 적외선 흡수 스펙트럼법 등이 이용된다. 특히, 가스 크로마토그래프법은 초미량의 유기 염소제나 유기 인제 등의 시험에 자주 이용된다.

(5) 아플라톡신의 시험

곰팡이 독소가 동물이나 인체에 치명적인 위해를 줄 수 있는 가능성이 있기 때문에 많은 국가들이 곰팡이 독소에 대한 허용 기준값을 정해 놓고 있다. 곰팡이 독소 중에서도 가장 독성이 강한 아플라톡신은 우리나라의 경우, 식품에서는 10ppb, 사료 원료에서는 50ppb 의 잠정 허용

기준값을 보인 반면, 일본의 경우는 공식적으로 인정된 검사방법에 의해 식품에서는 검출이 되지 않아야 하며 사료에서도 10~20ppb 이하로 정해 놓고 있다. 이에 반해 막대한 양의 농산물 수출국인 미국은 아플라톡신 허용 기준값이 다른 나라에 비해 다소 높은 경향을 보이고 있어 국가 간의 이해관계가 아플라톡신 허용 기준값 설정에 영향을 주고 있음을 알 수 있다.

따라서 아플라톡신을 비롯한 곰팡이 독소에 대한 이러한 허용기준값 설정이 좀더 과학적인 자료에 근거하여 일률적으로 확립되어야 하며 이를 위해서 독성 시험은 물론, 좀더 간편하고 안전하며 신속한 분석방법이 개발되어야 한다. 우리나라 식품 공전의 아플라톡신 분석에는 박층 크로마토그래프법을 이용하고 있다.

(6) 식품 용기 및 포장의 검사

식품용 기구, 용기 및 포장에서 위생상 문제가 되는 것은 식품 중의 산, 염류, 지방 등에 의하여 유해성분이 용출되는 것이다.

식품용 기구, 용기와 포장의 검사는 그 재질별로 규격 시험법에 따라 시험하는데, 각 재질별로는 금속제, 도자기제 및 법랑 도포제, 셀로판제, 종이 또는 가공지제, 유리제, PVC제, PVC 이외의 합성 수지제, 옹기류(질그릇), 포유 기구 등으로 나눌 수 있다.

[4] 관능검사

1) 식품의 감별법

(1) 쌀의 조건

① 완전히 건조되어 쌀알을 깨물었을 때 똑 소리가 나야 하고 손바닥에 놓았을 때 부착된 쌀이 적고 떨어지는 소리가 맑아야 한다.

② 쌀 특유의 냄새 외에 곰팡이나 기타 이상한 냄새가 없어야 한다.

③ 쌀 특유의 색 외에 착색된 것은 병변미 또는 이상미로 곰팡이가 많다. 자외선을 쬐면 정상미는 청백색이지만, 황변미는 황등색을 나타낸다.

④ 모래, 돌, 곤충, 쥐똥 등의 이물이 없어야 한다.

⑤ 비중에 의한 검사법은 시험관에 1/4 가량의 쌀을 넣고 클로로포름을 같은 양 넣어 가볍게 흔들어 방치하면 쌀은 뜨고 탄산칼슘은 침전된다. 이와 같이 비중을 이용하여 이 물을 검사하기도 한다.

(2) 밀가루의 조건

① 밀가루는 미세한 것이 좋다.

- 미세 분말: 손바닥으로 비벼보면 매끄럽고 보드랍게 느껴진다.
- 관능검사 녹말이 많은 것: 탄력성의 느낌이 많다.
- 단백질이 많은 것: 물에 반죽했을 때 점성이 강하다.

② 색이 흰 것일수록 좋다: 밀기울이 많으면 갈색이다(표백제 사용 유의).

③ 분말이 뭉쳐 있거나 엉켜 있는 것은 검은 종이 위에 분말을 놓고 조사한다.

④ 이물이 들어 있으면 안 된다.

(3) 연제품의 조건

① 표면에 점액물질이 발생한 것은 불량품이다.

② 오래된 것은 어두운 곳에서 인광을 발하므로 발광균이 발육한 것으로 본다.

③ 심부 가열 불충분으로 부패 위험성이 있을 때에는 검체를 잘라 심부와 표면을 비교한다.

(4) 알의 조건

① 껍데기가 거칠수록 신선하며, 광택이 나는 것은 오래된 것이다.

② 알을 광원에 비추면 신선란은 밝게 보이지만 오래된 알은 어둡게 보인다.

③ 신선란은 둔단부가 따뜻하며 뾰족한 쪽이 차게 느껴지지만 오래된 것은 양쪽이 따뜻하다.

④ 10%의 식염수에서 뜨면 오래된 것이고 가라앉으면 신선란이다.

⑤ 신선란은 난백이 점괴성이고 난황은 볼록하다.

(5) 버터의 조건

① 외관이 균일하고 물방울과 기름방울이 없고 곰팡이나 이물이 없으며, 냄새, 맛도 버터 특유의 것이어야 한다.

② 50～60℃에서 버터를 녹이면 맑은 상층부와 비지방성 침전물의 두 층으로 분리되는데, 양질의 버터나 마가린이 함유되면 유층부가 탁해진다.

③ 시료를 수저로 떠서 불 위에 놓았을 때, 정상 버터는 쉽게 꺼지지 않는 거품이 발생하나 마가린은 타는 소리를 내며 거품이 생겨도 곧 없어진다.

④ 자외선을 조사하면 정상 버터는 황색, 마가린은 자색의 형광을 나타낸다.

(6) 청량 음료수와 보존 음료수

① 혼탁한 것: 세균, 효모에 의하여 생긴 것이 많다.

② 침전물, 고형물: 세균, 효모에 의한 것, 원료 불량으로 인한 것, 유리 조각, 벌레 등은 육안으로 투시, 감별한다.

③ 염산, 황산, 질산, 인산 등의 무기산이 함유된 경우: 시료 5～6mL를 시험관에 넣고 0.01% 메틸바이올렛 용액을 몇 방울 떨어뜨리면 남색～녹색을 나타낸다.

④ 비소, 안티몬 등의 유해성 금속을 함유하는 것 등은 금속 검사법을 실시한다.

(7) 통조림

통조림은 숙련된 기술자들로 하여금 외관 검사와 타관 검사에 의하여 관의 진공도 및 내용물 등의 검사를 할 수 있다.

2) 식품별 이물 시험

정상적인 식품은 이물질을 함유하여서는 안 된다. 여기서, 이물질이라 함은 동물성 이물질, 식물성 이물질, 광물성 이물질의 세 가지가 포함되며, 정상 식품의 고유 성분이 아닌 물질을 말한다.

동물성 이물질로는 절지동물 및 그 알, 애벌레 및 그 배설물과 곤충의 기식 흔적물, 동물의 털 및 그 배설물, 기생충 등이 이에 해당된다. 식물성 이물질로는 종류가 다른 식물 및 그 종자, 곰팡이, 짚, 겨, 종이 조각, 실밥 등이 있고, 광물성 이물질로는 흙과 모래, 유리, 금속, 도자기 등의 파편이 있다.

3) 식품의 물리적 검사

식품위생 검사를 위한 물리적 검사에는 온도, 비중, 수소 이온농도, 방사능오염물질 등에 대한 검사가 있다.

방사성 물질의 정성(핵종의 결정)은 반감기나 에너지 등의 측정에 의하여, 정량은 표준 방사성 물질과 비교, 측정하여 그 양을 결정한다.

또, 방사성 물질의 정량은 총 방사능을 대상으로 하거나 스트론튬 90, 세슘 137, 요오드 131 등 위생상 중요한 문제가 될 수 있는 핵종을 대상으로 하며, 그 측정에는 α선, β선 또 는 γ선 측정용 계산기를 이용하는 방사 화학적 방법이 이용되지만 우라늄은 비색법 또는 형광 분석법을 이용하기도 한다.

코로나 19로 학교·식당 이용 줄면서 지난해 식중독 환자 '뚝'

– 서울신문, 2021.02.07

지난해 식중독 환자수가 최근 20여년 이래로 최저치를 기록했다. 코로나19 여파로 집단 식중독 사고가 주로 발생했던 학교 · 식당 등이 문을 닫고, 손 씻기 등 개인위생이 강화된 데 따른 것으로 풀이된다.

식품의약품안전처는 지난해 식중독 발생건수는 178건, 식중독 환자수는 인구 100만명당 53명으로, 식약처가 식중독 관련 통계를 작성한 2002년 이래 가장 적은 환자수를 기록했다고 밝혔다. 이 같은 수치는 최근 5년 평균 식중독 발생과 비교해 볼 때 발생건수는 52%, 환자수는 40% 수준으로 나타났다.

유형별로 보면 학교 집단급식소에서의 환자 수가 지난 5년간 연평균 2304명에서 지난해 448명으로 급감했다. 학교 출석일수가 줄어들면서 학교 집단급식소에서의 식중독 발생건수와 환자수가 급감한 것이다.

지난해 식중독 발생이 가장 많은 시설은 음식점이었다. 음식점 식중독 발생건수는 103건으로 시설 중 가장 많았다. 하지만 지난 5년 평균 210건과 비교하면 절반 수준으로 대폭 감소했다. 환자수도 1870명에서 827명으로 줄어들었다.

월별로는 3~5월과 8~9월에 크게 감소했다. 3~5월은 코로나19 확산 초기로 손씻기 등 개인위생이 철저해진 영향으로 보인다. 8~9월은 식중독이 집중 발생하는 시기임에도 6월 안산유치원 식중독 사고 후 7월에 유치원과 어린이집 전수점검 및 집단급식소 설치, 운영자에 대한 과태료 상향 추진 등 식중독 관리 강화에 따라 줄었다.

식약처는 "코로나19를 계기로 학교 등 집단급식소 이용이 줄어들고 국민들이 손씻기 등 위생에 대한 높은 관심지면서 식중독이 줄어들었다"며 "앞으로 개인위생은 물론 집단급식소 식중독 예방 교육 · 홍보를 강화하겠다"고 밝혔다.

찾아보기

한글

영어

기타

저자소개

문성기	대전보건대학교 물리치료과	**이상설**	대전과학기술대학교 물리치료과
김양래	경동대학교 물리치료학과	**이상호**	선문대학교 물리치료학과
김정란	가톨릭관동대학교 치매전문재활학과	**이선명**	마산대학교 작업치료과
김진아	한국국제대학교 물리치료학과	**이선하**	경운대학교 작업치료학과
박주영	동주대학교 작업치료과	**이춘엽**	가야대학교 작업치료학과
안연준	세한대학교 물리치료학과	**이형수**	광주보건대학교 물리치료학과
유성훈	남부대학교 물리치료학과	**장 철**	경남정보대학교 작업치료과
유진호	전남과학대학교 물리치료과	**정재훈**	충북보건과학대학교 작업치료과
이동률	호남대학교 물리치료학과	**조기훈**	한국교통대학교 물리치료학과
이문영	호남대학교 작업치료학과	**차영주**	제주한라대학교 물리치료과

저자와의
협의하에
인지생략

For Therapist
공중보건학
– 환경보건

발 행 일 2021년 8월 10일 초판 1쇄 인쇄
2021년 8월 20일 초판 1쇄 발행

저 자 문성기 · 김양래 · 김정란 · 김진아 · 박주영 · 안연준
유성훈 · 유진호 · 이동률 · 이문영 · 이상설 · 이상호
이선명 · 이선하 · 이춘엽 · 이형수 · 장 철 · 정재훈
조기훈 · 차영주

발 행 인 김재민

발 행 처 정문각 JMK
서울특별시 마포구 백범로 104, 봉화빌딩 4층

출판등록 2011년 1월 19일 제2011–000035호

전 화 02)713-0421~3

팩 스 02)704-6265

전자우편 jmk@jmkp.co.kr

홈페이지 www.jmkp.co.kr

정 가 **33,000원**

ISBN 979-11-6260-189-1 93510